全国中医药行业高等教育"十四五"规划教材
全国高等中医药院校规划教材（第十一版）配套用书

中药分析学实验

（供中药学、中药制药、中药资源与开发等专业用）

主　审　王淑美（广东药科大学）

主　编　谢媛媛（广东药科大学）
　　　　俞　捷（云南中医药大学）

副主编　（按姓氏笔画排序）
　　　　王　瑞（山西中医药大学）
　　　　王小平（陕西中医药大学）
　　　　张　玲（安徽中医药大学）
　　　　邵　晶（甘肃中医药大学）
　　　　赵碧清（湖南中医药大学）
　　　　贺吉香（山东中医药大学）

中国中医药出版社

·北京·

图书在版编目（CIP）数据

中药分析学实验 / 谢媛媛，俞捷主编 . —北京：中国
中医药出版社，2022.9
全国中医药行业高等教育"十四五"规划教材配套用书
ISBN 978-7-5132-7718-1

Ⅰ . ①中…　Ⅱ . ①谢… ②俞…　Ⅲ . ①中药材—药物
分析—实验—中医学院—教材　Ⅳ . ① R284.1-33

中国版本图书馆 CIP 数据核字（2022）第 132529 号

中国中医药出版社出版

北京经济技术开发区科创十三街 31 号院二区 8 号楼
邮政编码　100176
传真　010-64405721
河北品睿印刷有限公司印刷
各地新华书店经销

开本 787×1092　1/16　印张 6.25　字数 138 千字
2022 年 9 月第 1 版　2022 年 9 月第 1 次印刷
书号　ISBN 978-7-5132-7718-1

定价　23.00 元
网址　www.cptcm.com

服 务 热 线　010-64405510　　微信服务号　zgzyycbs
购 书 热 线　010-89535836　　微商城网址　https://kdt.im/LIdUGr
维 权 打 假　010-64405753　　天猫旗舰店网址　https://zgzyycbs.tmall.com

如有印装质量问题请与本社出版部联系（010-64405510）

全国中医药行业高等教育"十四五"规划教材
全国高等中医药院校规划教材（第十一版）配套用书

《中药分析学实验》编委会

周婷婷（海军军医大学）

单鸣秋（南京中医药大学）

郭江涛（贵州中医药大学）

唐　灿（西南医科大学）

曹纬国（重庆医科大学）

梁　洁（广西中医药大学）

彭　红（江西中医药大学）

魏　锋（中国食品药品检定研究院）

魏凤环（南方医科大学）

编写说明

中药分析是研究中药质量评价与控制的"方法学科",实验课程是中药分析教学不可缺少的重要组成部分。《中药分析学实验》是全国中医药行业高等教育"十四五"规划教材、全国高等中医药院校规划教材(第十一版)《中药分析学》的配套教材。本教材根据中药分析教学大纲的基本要求和课程特点编写。章节内容按照教材内容编排,与教材内容对应,并参照《中华人民共和国药典》2020 年版各品种项下要求及相关分析技术指导原则,以利于训练学生的基本实验技能。内容包括中药分析实验基础知识、38 个基本实验和 6 个设计性及综合性实验,涵盖各类中药制剂质量研究的相关内容。通过实验课程的学习,使学生掌握中药分析基本技能,加强基础操作的训练,培养学生善于思考、独立分析及解决实际问题的能力,从而使学生具备良好的专业素养和实事求是的科学作风。

本教材可供中药学、中药制药、中药资源与开发等专业学生使用,也可供中药生产企业等从事中药质量控制工作的人员参考使用。

由于编者专业水平、能力和经验所限,书中若有错误或疏漏之处,敬请广大读者提出宝贵意见,以便再版时修订提高。

《中药分析实验》编委会

2022 年 5 月

目 录

设计性及综合性实验

基础知识 ▷▷▷▷

一、实验基本要求

中药分析实验教学是实践中药分析理论知识的过程，也是培养规范操作的教学过程，是中药分析教学的重要组成部分。为了提高中药分析实验教学质量，学生应达到以下基本要求。

1. 实验前认真阅读实验教材，了解实验目的、内容及步骤，查阅相关文献，理解实验原理，撰写实验预习报告。

2. 穿好工作服，准时到达实验室，严格遵守实验室各项规章制度，在老师的指导下，按要求完成实验。

3. 进入实验室，必须带好原始实验记录本，做好记录，不得涂改编造原始记录。

4. 实验前按要求清点所需药品及试剂，防止药品、试剂取用时交叉污染。实验时要严肃认真，规范操作，胆大心细。

5. 在操作各种精密仪器前先进行使用登记，按仪器操作规程操作使用，使用完毕按要求进行仪器状态登记。

6. 实验结束后，将实验结果或原始数据交给指导教师审核，审核后清洗、整理好所有实验器材、用品，清理实验台面。

7. 认真整理数据，并根据所得数据进行分析，按时、认真、独立完成实验报告。

二、实验室安全知识

在药品分析工作中常接触到腐蚀性、毒性或者易燃烧、易爆炸的化学药品，以及各种电气设备，如使用不慎易发生危险。为了避免事故的发生，实验人员应对各种药品和仪器的性能充分了解，并且熟悉一般的安全知识。

1. 易燃烧物质不宜大量存放于实验室中，应贮存在密闭容器内，并放于阴凉处。

2. 加热低沸点或中沸点的易燃液体，如乙醚、二硫化碳、丙酮、苯、酒精等最好用水蒸气或水浴加热，并时时检查，不得离开操作岗位。不能用直火或油浴加热，因为它们的蒸气极易起火。

3. 在工作中使用或倾倒易燃物质时，注意要远离灯火。

4. 身上或手上沾有易燃物质时，应立即清洗干净，不得靠近火源，以免起火。

5. 易燃废液应设置专用贮器收集，不得倒入下水道，以免引起燃爆事故。

6. 一些易燃固体（如磷、钠等）应贮存于煤油中。

7. 乙醚在室温时的蒸气压很高，与空气或氧气混合能产生爆炸性极强的过氧化物，在蒸馏乙醚时应特别小心。

8. 无水高氯酸与还原剂和有机化合物（如纸、炭、木屑等）接触能引起爆炸，且无水高氯酸能自发爆炸，60%～70%的高氯酸水溶液没有危险。

9. 硫酸、盐酸、硝酸、冰醋酸、氢氟酸等酸类物质皆有很强的腐蚀力，能烫伤皮肤产生剧烈疼痛，甚至发炎腐烂。应特别注意勿使酸溅入眼中，严重的能致盲。酸也能损坏衣物。盐酸、硝酸、氢氟酸的蒸气对呼吸道黏膜及眼睛有强烈的刺激作用，使发炎溃疡，因此倾倒上述酸类时应在通风橱中进行，或戴上经水或苏打溶液浸湿的口罩及防护眼镜。稀释硫酸时，应谨慎地将浓硫酸缓缓倾注水中，切不可把水倾注浓硫酸中。被酸烫伤时可用大量水冲洗，然后用 20% 苏打溶液洗拭。被氢氟酸烫伤时，先用大量冷水冲洗，后用 5% 苏打溶液擦拭，再以含甘油与氧化镁糊（2∶1）的湿纱布包扎。

10. 氢氧化钾、氢氧化钠等碱类物质，均能腐蚀皮肤及衣服，浓氨水的蒸气能严重刺激黏膜及伤害眼睛，使患各种眼疾。被碱类烫伤时，应立即用大量水冲，然后用 2% 硼酸或醋酸溶液冲洗。

11. 苯、汞、乙醚、三氯甲烷、二硫化碳等试剂应贮存在密闭容器中，放于低温处，长期吸入其蒸气会引起慢性中毒。硫化氢气体具有恶臭及毒性，应在通风橱中使用。

12. 定期检查电线、电器设备及其接头有无损坏，绝缘是否良好。

13. 实验室的电器设备应装有地线和保险开关，并选用三眼插座。

14. 使用电气设备时，应先了解使用方法，不可盲目地接入电源。

15. 对电气知识不熟悉者，切不可冒然修理、安装电气设备。

三、中药分析实验的一般知识

1. 中药分析中规定的各种纯度和限度数值以及样品的重（装）量差异包括上限、下限及中间数值。规定的这些数值不论是百分数还是绝对数字，其最后一位数字都是有效位。

实验结果在运算过程中，可比规定的有效数字多保留一位，而后根据有效数字修约规则进舍至规定有效位。计算所得的最后数值或测定读数值均可按修约规则进舍至规定有效位，取此数值与标准中规定的限度数值比较，以判断是否符合规定限度。

2. 标准品、对照品系指用于鉴别、检查、含量测定的标准物质。标准品与对照品（不包括色谱用的内标物质）均由国家药品监督管理部门指定的单位制备、标定和供应。标准品系指用于生物检定、抗生素或生化药品中含量或效价测定的标准物质，按效价单位（或 μg）计，以国际标准品进行标定；对照品除另有规定外，均按干燥品（或无水物）进行计算后使用。

3. 计算分子量、换算因子等使用的原子量均使用最新国际原子量表推荐的原子量。

4．实验用的试药，除另有规定外，均应根据《中国药典》现行版附录通则试药项下的规定，选用符合国家标准或国务院有关行政主管部门规定的试剂标准。试液、缓冲液、指示剂与滴定液等均应符合《中国药典》现行版附录通则的规定或按照附录通则的规定制备。

5．实验用水，除另有规定外，均指纯化水。酸碱度检查所用的水均指新沸并放冷至室温的水。

6．酸碱性试验时，如未指明用何种指示剂，均指石蕊试纸。

7．《中国药典》现行版规定取样量的准确度和试验精确度：

（1）实验中供试品与试药等"称重"或"量取"的量均以阿拉伯数码表示，其精确度可根据数值的有效数位来确定，如称取"0.1g"，系指称取重量可为 0.06 ~ 0.14g；称取"2g"，系指称取重量可为 1.5 ~ 2.5g；称取"2.0g"，系指称取重量可为 1.95 ~ 2.05g；称取"2.00g"，系指称取重量可为 1.995 ~ 2.005g。

"精密称定"系指称取重量应准确至所取重量的千分之一；"称定"系指称取重量应准确至所取重量的百分之一；"精密量取"系指量取体积的准确度应符合国家标准中对该体积移液管精密度的要求；"量取"系指可用量筒或按照量取体积的有效数位选用量具。取用量为"约"若干时，系指取用量不得超过规定量的 ±10%。

（2）恒重，除另有规定外，系指供试品连续两次干燥或炽灼后称重的差异在 0.3mg 以下的重量；干燥至恒重的第二次及以后各次称重均应在规定条件下继续干燥 1 小时后进行；炽灼至恒重的第二次称重应在继续炽灼 30 分钟后进行。

（3）实验中规定"按干燥品（或无水物，或无溶剂）计算"时，除另有规定外，应取未经干燥（或未去水、或未去溶剂）的供试品进行试验，并将计算中的取用量按检查项下测得的干燥失重（或水分、或溶剂）扣除。

（4）实验中的"空白试验"，系指在不加供试品或以等量溶剂替代供试液的情况下，按同法操作所得结果；含量测定中的"并将滴定结果用空白试验校正"，系指按供试品所耗滴定液的量（mL）与空白试验中所耗滴定液的量（mL）之差进行计算。

（5）实验时的温度，未注明者，系指在室温下进行；温度高低对实验结果有显著影响者，除另有规定外，应以（25±2）℃为准。

8．《中国药典》现行版采用的计量单位：

（1）《中国药典》现行版使用的滴定液和试液的浓度，以 mol/L（摩尔／升）表示者，其浓度要求需精密标定的滴定液用"XXX 滴定液（YYYmol/L）"表示；作其他用途不需精密标定其浓度时，用"YYYmol/L XXX 溶液"表示，以示区别。

（2）温度以摄氏度（℃）表示，见表 1。

表 1　温度术语

术语	温度
水浴温度	除另有规定外，均指 98 ~ 100℃
热水	70 ~ 80℃
微温或温水	40 ~ 50℃
常温	10 ~ 30℃
冷水	2 ~ 10℃
冰浴	0℃
放冷	放冷至室温

（3）百分比用"%"符号表示，系指重量的比例；但溶液的百分比，除另有规定外，系指溶液 100mL 中含有溶质若干克；乙醇的百分比系指在 20℃ 时容量的比例。此外，根据需要可采用下列符号：

%（g/g）　　　　　　　　表示溶液 100g 中含有溶质若干克；

%（mL/mL）　　　　　　表示溶液 100mL 中含有溶质若干毫升；

%（mL/g）　　　　　　　表示溶液 100g 中含有溶质若干毫升；

%（g/mL）　　　　　　　表示溶液 100mL 中含有溶质若干克。

（4）液体的滴，系指在 20℃ 时，以 1.0mL 水为 20 滴进行换算。

（5）溶液后标示"（1 → 10）"等符号，系指固体溶质 1.0g 或液体溶质 1.0mL 加溶剂使成 10mL 的溶液；未指明用何种溶剂时，均系指水溶液；两种或两种以上液体的混合物，名称间用半字线"–"隔开，其后括号内所示的"："符号，系指各液体混合时的体积（重量）比例。

（6）乙醇未指明浓度时，均系指 95%（mL/mL）的乙醇。

9. 性状项下记载药品的外观、臭、味，溶解度以及物理常数等：

（1）外观性状是对药品的色泽和外表感观的规定。遇严格控制药品的晶型、细度或溶液的颜色时，应在检查项下另作具体规定。

（2）溶解度是药品的一种物理性质。各正文品种项下选用的部分溶剂及其在该溶剂中的溶解性能，可供精制或制备溶液时参考；对在特定溶剂中的溶解性能需作质量控制时，应在该品种检查项下另作具体规定。药品的近似溶解度以下列名词表示：

极易溶解　　　　系指溶质 1g（mL）能在溶剂不到 1mL 中溶解；

易溶　　　　　　系指溶质 1g（mL）能在溶剂 1 ~ 不到 10mL 中溶解；

溶解　　　　　　系指溶质 1g（mL）能在溶剂 10 ~ 不到 30mL 中溶解；

略溶　　　　　　系指溶质 1g（mL）能在溶剂 30 ~ 不到 100mL 中溶解；

微溶　　　　　　系指溶质 1g（mL）能在溶剂 100 ~ 不到 1000mL 中溶解；

极微溶解　　　　系指溶质 1g（mL）能在溶剂 1000 ~ 不到 10000mL 中溶解；

几乎不溶或不溶　　系指溶质 1g（mL）在溶剂 10000mL 中不能完全溶解。

实验法：除另有规定外，称取研成细粉的供试品或量取液体供试品，置于（25±2）℃一定容量的溶剂中，每隔 5 分钟强力振摇 30 秒钟；观察 30 分钟内的溶解情况，如无目视可见的溶质颗粒或液滴时，即视为完全溶解。

（3）物理常数包括相对密度、馏程、熔点、凝点、比旋度、折光率、黏度、吸收系数、碘值、皂化值和酸值等；其测定结果不仅对药品具有鉴别意义，也可反映药品的纯度，是评价药品质量的主要指标之一。

10. 贮藏项下的规定，系对药品贮存与保管的基本要求，以下列名词表示：

遮光：系指用不透光的容器包装，例如棕色容器或黑色包装材料包裹的无色透明、半透明容器。

密闭：系指将容器密闭，以防止尘土及异物进入。

密封：系指将容器密封，以防止风化、吸潮、挥发或异物进入。

熔封或严封：系指将容器熔封或用适宜的材料严封，以防止空气与水分的侵入并防止污染。

阴凉处：系指不超过 20℃。

凉暗处：系指避光并不超过 20℃。

冷处：系指 2 ~ 10℃。

常温：系指 10 ~ 30℃。

四、实验数据的记录和实验报告

1. 实验数据的记录

学生实验时应准备专用的预习和记录本，不允许将数据随便记在小纸片上或他处。

实验所得的各种测量数据及观察到的现象，应及时记录下来，有时还要用绘图、复印或彩照表示。记录数据要实事求是，不能拼凑数据。若发现数据读错、算错而需要改动时，可将该数据用一横线划去，并在其上方或旁边写上正确的数据，并在改错处签名。

记录内容一般包括供试药品名称、来源、批号、数量、规格、外观性状、包装情况、检验中观察到的现象、检验数据等。记录实验数据时，保留几位有效数字应和所用仪器的准确程度相适应。

2. 实验报告

中药分析实验报告一般包括以下内容：

（1）实验名称、实验日期。

（2）实验目的。

（3）实验原理。

（4）操作步骤。

（5）实验数据的处理及结果。定性鉴别和检查实验要写明本次实验的结果如何，如定性鉴别要说明是否可检出被测成分、检查项目是否符合规定。

（6）问题及讨论。应对实验中观察到的现象及实验结果进行分析和讨论，如果实验失败，要寻找失败原因，总结经验教训，以提高自己的基本操作技能。

基 本 实 验 ▷▷▷

实验一 中药制剂的显微鉴别

一、目的要求

熟悉中药制剂的显微鉴别方法。

二、实验原理

通过显微镜观察中药制剂中保留的原饮片组织、细胞或内含物等显微特征，从而鉴别制剂的处方组成。

三、仪器与试药

1. 显微镜、载玻片、盖玻片、酒精灯、乳钵、擦镜纸、小镊子、小刀。
2. 水合氯醛试液、甘油醋酸试液、稀甘油（AR）。
3. 牛黄解毒片、蛇胆川贝散、银翘解毒片、六味地黄丸（市售品）。

四、操作步骤

1. 牛黄解毒片的显微鉴别

操作方法：取本品片芯，研成粉末，取少许，置载玻片上，滴加适量水合氯醛试液，透化后加稀甘油1滴，盖上盖玻片，用吸水纸吸干周围透出液，置显微镜下观察。

（1）草酸钙簇晶大，直径 60 ~ 140μm。

（2）不规则碎块金黄色或橙黄色，有光泽。

2. 蛇胆川贝散的显微鉴别

操作方法：取本品粉末少许，置载玻片上，用甘油醋酸试液装片，置显微镜下观察淀粉粒广卵形或贝壳形，直径 40 ~ 64μm，脐点短缝状、人字状或马蹄状，层纹可见。

3. 银翘解毒片的显微鉴别

操作方法：取本品粉末少许置载玻片上，用水合氯醛试液装片，透化后加稀甘油1滴，盖上盖玻片，置显微镜下观察。

（1）花粉粒类球形，直径约76μm，外壁有刺状雕纹，具3个萌发孔。

（2）草酸钙簇晶成片，直径 5 ~ 17μm，存在于薄壁细胞中。

（3）联结乳管直径 14 ~ 25μm，含淡黄色颗粒状物。

4. 六味地黄丸的显微鉴别

操作方法：取本品适量，采取适当方法解离后，取少许，观察淀粉粒和不规则分枝状团块，用甘油醋酸试液装片，其他用水合氯醛试液透化后滴加适量稀甘油，置显微镜下观察。

（1）淀粉粒三角状卵形或矩圆形，直径 24 ~ 40μm，脐点短缝状或人字状。

（2）不规则分枝状团块无色，遇水合氯醛试液溶化，菌丝无色，直径 4 ~ 6μm。

（3）薄壁组织灰棕色至黑棕色，细胞多皱缩，内含棕色核状物。

（4）草酸钙簇晶存于无色薄壁细胞中，有时数个排列成行。

（5）果皮表皮细胞橙黄色，表面观类多角形，垂周壁连珠状增厚。

（6）薄壁细胞类圆形，有椭圆形纹孔、集成纹孔群。

（7）内皮层细胞垂周壁波状弯曲，较厚，木化，有稀疏细孔沟。

五、思考题

1. 试述观察到的显微特征，各代表何种饮片？
2. 通过对以上 4 种中成药的显微鉴别，请总结中成药显微鉴别的方法及注意事项。

六、中成药处方及制法

牛黄解毒片
Niuhuang Jiedu Pian

【**处方**】人工牛黄 5g，雄黄 50g，石膏 200g，大黄 200g，黄芩 150g，桔梗 100g，冰片 25g，甘草 50g。

【**制法**】以上八味，雄黄水飞成极细粉；大黄粉碎成细粉；人工牛黄、冰片研细；其余黄芩等四味加水煎煮两次，每次 2 小时，滤过，合并滤液，滤液浓缩成稠膏或干燥成干浸膏，加入大黄、雄黄粉末，制粒，干燥，再加入人工牛黄、冰片粉末，混匀，压制成 1000 片（大片）或 1500 片（小片），或包糖衣或薄膜衣，即得。

蛇胆川贝散
Shedan Chuanbei San

【**处方**】蛇胆汁 100g，川贝母 600g。

【**制法**】以上二味，川贝母粉碎成细粉，与蛇胆汁混匀，干燥，粉碎，过筛，即得。

银翘解毒片
Yinqiao Jiedu Pian

【**处方**】金银花 200g，连翘 200g，薄荷 120g，荆芥 80g，淡豆豉 100g，牛蒡子（炒）120g，桔梗 120g，淡竹叶 80g，甘草 100g。

【**制法**】以上九味，金银花、桔梗分别粉碎成细粉，过筛；薄荷、荆芥提取挥发油，蒸馏后的水溶液另器收集；药渣与连翘、牛蒡子（炒）、淡竹叶、甘草加水煎煮两次，每次 2 小时，滤过，合并滤液；淡豆豉加水煮沸后，于 80℃温浸两次，每次 2 小时，合并浸出液，滤过。合并以上各药液，浓缩成稠膏，加入金银花、桔梗细粉及淀粉或滑石粉适量，混匀，制成颗粒，干燥，放冷，加入硬脂酸镁，喷加薄荷、荆芥挥发油，混匀，压制成 1000 片，或包薄膜衣，即得。

六味地黄丸
Liuwei Dihuang Wan

【处方】熟地黄 160g，酒萸肉 80g，牡丹皮 60g，山药 80g，茯苓 60g，泽泻 60g。

【制法】以上六味，粉碎成细粉，过筛，混匀。用乙醇泛丸，干燥，制成水丸，或每 100g 粉末加炼蜜 35～50g 与适量的水，制丸，干燥，制成水蜜丸；或加炼蜜 80～110g 制成小蜜丸或大蜜丸，即得。

实验二　中药制剂的理化鉴别

一、目的要求

1. 掌握中药制剂的理化鉴别方法。
2. 熟悉不同理化鉴别方法的原理。

二、仪器与试药

1. 离心机、水浴锅，烧杯、试管、漏斗、蒸馏装置、分液漏斗。
2. 盐酸、氢氧化钠、对二甲氨基苯甲醛、醋酸、磷酸、正丁醇、乙醇、乙醚、镁粉，均为分析纯。
3. 硫氰酸铵试液、亚铁氰化钾试液、氧化钙试液、草酸铵试液、亚硝酸钴钠试液、品红亚硫酸试液、氯化钡试液、碳酸钠试液、碘化铋钾试液、碘化汞钾试液。
4. 脑立清丸、安胃片、柴胡口服液、大山楂丸、川贝雪梨膏（市售品）。

三、实验内容

1. 脑立清丸的理化鉴别

（1）主要组成　磁石、赭石、珍珠母、清半夏、酒曲（炒）、牛膝、薄荷脑、冰片、猪胆汁（或猪胆粉）。

（2）理化鉴别　取本品 0.6g，研细，置具塞离心管中，加 6mol/L 盐酸 4mL，振摇，离心（转速为每分钟 3000 转）5 分钟，取上清液 2 滴，加硫氰酸铵试液 2 滴，溶液即显血红色；另取上清液 0.5mL，加亚铁氰化钾试液 1～2 滴，即生成蓝色沉淀；再加 25% 氢氧化钠溶液 0.5～1mL，沉淀变成棕色。

2. 安胃片的理化鉴别

（1）主要组成　醋延胡索、枯矾、海螵蛸（去壳）。

（2）理化鉴别

①取本品 2 片，研细，置试管中，加稀盐酸 10mL，泡沸，放出二氧化碳气体，二

氧化碳气体遇氧化钙试液即生成白色沉淀。将试管中的酸性液体滤过，取滤液 3mL，加氨试液使成微碱性，即生成白色胶状沉淀，滤过，沉淀在盐酸、醋酸和过量的氢氧化钠试液中溶解；滤液中加草酸铵试液 2 滴，即生成白色沉淀，该沉淀在盐酸中溶解，在醋酸中不溶。

②取本品 2 片，研细，置小烧杯中，加水 10mL，充分搅拌，滤过。取滤液 2mL，加氯化钡试液 2 滴，即生成白色沉淀，该沉淀在盐酸和硝酸中均不溶解；另取滤液 2mL，加亚硝酸钴钠试液 2 滴，即生成黄色沉淀。

3. 柴胡口服液的理化鉴别

（1）主要组成　柴胡。

（2）理化鉴别

①取本品 10mL，置 250mL 烧瓶中，加水 50mL，加热蒸馏，收集蒸馏液 10mL，取 2mL，加入品红亚硫酸试液 2 滴，摇匀放置 5 分钟，溶液显玫瑰红色。

②取本品 5mL，置水浴上蒸干，残渣加甲醇 10mL 使溶解，取上清液 0.5mL，加对二甲氨基苯甲醛甲醇溶液（1 → 30）0.5mL，混匀，加磷酸 2mL，混匀，置热水浴中，溶液显淡红紫色。

4. 大山楂丸的理化鉴别

（1）主要组成　山楂、六神曲（麦麸）、炒麦芽。

（2）理化鉴别　取本品 9g，剪碎，加乙醇 40mL，加热回流 10 分钟，滤过，滤液蒸干，残渣加水 10mL，加热使溶解，用正丁醇 15mL 振摇提取，分取正丁醇液，蒸干，残渣加甲醇 5mL 使溶解，滤过。取滤液 1mL，加少量镁粉与盐酸 2 ~ 3 滴，加热 4 ~ 5 分钟后，即显橙红色。

5. 川贝雪梨膏的理化鉴别

（1）主要组成　梨清膏、川贝母、麦冬、百合、款冬花。

（2）理化鉴别　取本品 20g，加水 20mL 及碳酸钠试液 5mL，搅匀，用乙醚 20mL 振摇提取，分取乙醚液，挥干，残渣加 1% 盐酸溶液 2mL 使溶解，滤过，滤液分置 2 支试管中，一管中加碘化铋钾试液 1 ~ 2 滴，生成红棕色沉淀；另两管中加碘化汞钾试液 1 ~ 2 滴，呈现白色浑浊。

四、思考题

1. 各理化鉴别方法的原理是什么？
2. 理化鉴别的专属性如何？

五、中成药处方及制法

脑立清丸
Naoliqing Wan

【处方】磁石 200g，赭石 350g，珍珠母 100g，清半夏 200g，酒曲 200g，酒曲（炒）200g，牛膝 200g，薄荷脑 50g，冰片 50g，猪胆汁 350g（或猪胆粉 50g）。

【制法】以上十味，先将磁石、赭石、珍珠母、清半夏、牛膝、酒曲、酒曲（炒）分别粉碎成细粉，过筛，取出赭石粉100g留作包衣用。薄荷脑、冰片研成细粉，与上述粉末配研，过筛。猪胆汁加水适量，煮沸，滤过，用胆汁水泛丸；或薄荷脑、冰片研成细粉，与上述粉末及猪胆粉配研均匀，过筛，用水泛丸。用赭石粉包衣，40℃干燥，即得。

安胃片
Anwei Pian

【处方】醋延胡索63g，枯矾250g，海螵蛸（去壳）187g。

【制法】以上三味，粉碎成细粉，过筛，混匀，加蜂蜜125g与适量的淀粉制成颗粒，干燥，压制成1000片，或包薄膜衣，即得。

柴胡口服液
Chaihu Koufu ye

【处方】柴胡1000g。

【制法】柴胡粉碎成粗粉，加四倍量的水，于80℃温浸半小时，加热回流1小时，用水蒸气蒸馏（蒸馏过程中补充四倍量的水），收集初馏液适量，加入氯化钠使浓度达到12%，盐析12小时，再进行重蒸馏，收集重蒸馏液适量，加丙二醇30mL，振摇，放置，备用；再收集重蒸馏液适量，备用。将收集初馏液后的药材水煎液滤过，滤液浓缩至适量，冷藏24小时，滤过，滤液中加入蔗糖，温热使溶解，冷却后与重蒸馏液合并，滤过，加入香精及续蒸馏液至1000mL，滤过，灌封，经100℃流通蒸汽灭菌30分钟，即得。

大山楂丸
Dashanzha Wan

【处方】山楂1000g，六神曲（麸炒）150g，炒麦芽150g。

【制法】以上三味，粉碎成细粉，过筛，混匀；另取蔗糖600g，加水270mL与炼蜜600g，混合，炼至相对密度约为1.38（70℃）时，滤过，与上述粉末混匀，制成大蜜丸，即得。

川贝雪梨膏
Chuanbei Xueli Gao

【处方】梨清膏400g，川贝母50g，麦冬100g，百合50g，款冬花25g。

【制法】以上五味，梨清膏系取鲜梨，洗净，压榨取汁，梨渣加水煎煮2小时，滤过，滤液与上述梨汁合并，静置24小时，取上清液，浓缩成相对密度为1.30（90℃）。川贝母粉碎成粗粉，用70%乙醇作溶剂，浸渍48小时后进行渗漉，收集渗漉液，回收乙醇，备用；药渣与其余麦冬等三味加水煎煮两次，第一次4小时，第二次3小时，合并煎液，滤过，滤液静置12小时，取上清液，浓缩至适量，加入上述川贝母渗漉液及梨清膏，浓缩至相对密度为1.30（90℃）的清膏。每100g清膏加入用蔗糖400g制成的转化糖，混匀，浓缩至规定的相对密度，即得。

实验三　薄层色谱法鉴别更年安片

一、目的要求

1. 掌握薄层荧光法的原理及操作。
2. 掌握薄层色谱法在中药片剂鉴别中的应用。

二、实验原理

更年安片由地黄、泽泻、五味子、制何首乌等药味组成，可利用薄层色谱法对五味子和制何首乌进行鉴别。五味子的主要有效成分为木脂素类，五味子甲素为其主要有效成分之一，可吸收 UV 光，在硅胶 GF_{254} 薄层板上形成暗斑，用对照药材和对照品进行对照，可鉴别制剂中的五味子。制何首乌中主要成分有蒽醌类，如大黄素和大黄素甲醚等，在可见光下呈黄色，氨蒸气熏蒸后斑点呈红色，紫外光（254nm 或 365nm）照射下产生荧光，在可见光、紫外光或显色后检视其斑点，用对照药材和对照品进行对照，可鉴别制剂中的制何首乌。

三、仪器与试药

1. 双槽层析缸、玻璃板 10cm×20cm、三用紫外线分析仪、分析天平（十万分之一），硅胶 G、硅胶 GF_{254}。
2. 五味子对照药材、何首乌对照药材（中国食品药品检定研究院），五味子甲素、大黄素、大黄素甲醚对照品（中国食品药品检定研究院）。
3. 更年安片（市售）。
4. 其他试剂均为分析纯。

四、操作步骤

1. 五味子的鉴别

（1）薄层板的制备　以 0.3% 的羧甲基纤维素钠为黏合剂制备硅胶 GF_{254} 薄层板 10cm×20cm（实验前自制）。

（2）供试品溶液的制备　取更年安片 20 片，除去包衣，研细，加乙酸乙酯 20mL，超声 30 分钟，滤过，滤液蒸干，残渣加乙酸乙酯 1mL 使溶解，作为供试品溶液。

（3）对照药材的制备　取五味子对照药材 1.5g，加乙酸乙酯 15mL，同上法制成对照药材溶液。取五味子甲素对照品，加乙酸乙酯制成每 1mL 含 1mg 的溶液，作为对照品溶液。

（4）薄层层析　用毛细管吸取上述三种溶液各 4μL，分别点于同一硅胶 GF_{254} 薄层板上，以石油醚（30～60℃）－甲酸乙酯－甲酸（15∶5∶1）的上层溶液为展开剂，预平衡 15～30 分钟展开，展距 10cm，取出，晾干，置紫外光灯（254nm）下检视。

供试品色谱中，在与对照药材色谱及对照品色谱相应的位置上，显相同颜色的斑点。

2. 何首乌的鉴别

（1）薄层板的制备　含 0.5% 氢氧化钠溶液的硅胶 G 板 10cm×20cm（实验前自制）。

（2）供试品溶液的制备　取更年安片 16 片，除去包衣，研细，加乙酸乙酯 30mL，超声 30 分钟，滤过，滤液蒸干，残渣加乙酸乙酯 1mL 使溶解，作为供试品溶液。

（3）对照溶液的制备　取何首乌对照药材 1.5g，加乙酸乙酯 20mL，同上法制成对照药材溶液。取大黄素、大黄素甲醚对照品，加乙酸乙酯制成每 1mL 各含 1mg 的混合溶液，作为对照品溶液。

（4）薄层层析　用毛细管吸取上述三种溶液各 2μL，分别点于同一用 0.5% 氢氧化钠溶液制备的硅胶 G 薄层板上，以正己烷 – 乙酸乙酯 – 甲酸（15∶5∶0.5）为展开剂，预平衡 15 ~ 30 分钟展开，展距 10cm，取出，晾干，置紫外光灯（365nm）下检视。在供试品色谱中，分别在与对照药材色谱和对照品色谱相应的位置上，显相同的橙色荧光斑点；置氨气中熏后，斑点变为红色。

3. 麦冬的鉴别

（1）薄层板的制备　硅胶 GF$_{254}$ 薄层板 10cm×20cm（实验前制备或用商品板）。

（2）供试品溶液的制备　取本品 20 片，除去包衣，研细，加水 30mL 和盐酸 2mL，加热回流 1 小时，滤过，滤液用三氯甲烷振摇提取 2 次，每次 30mL，合并三氯甲烷液，蒸干，残渣加三氯甲烷 1mL 使溶解，作为供试品溶液。

（3）对照药材的制备　取麦冬对照药材 2g，加水 30mL 和盐酸 1mL，同法（三氯甲烷每次用量为 15mL）制成对照药材溶液。

（4）薄层层析　用毛细管吸取上述两种溶液各 10μL，分别点于同一硅胶 GF$_{254}$ 薄层板上，以三氯甲烷 – 丙酮（4∶1）为展开剂，预平衡 15 ~ 30 分钟展开，取出，晾干，分别在紫外光灯（254nm）和日光下检视。供试品色谱中，在与对照药材色谱相应的位置上，紫外光下显相同颜色的斑点；喷以 10% 硫酸乙醇溶液，加热至斑点显色清晰，日光下显相同颜色的斑点。

五、思考题

1. 什么叫"预平衡"？
2. 麦冬鉴别的是哪一类成分？

六、中成药处方及制法

更年安片
Gengnian'an Pian

【处方】地黄 40g，泽泻 40g，麦冬 40g，熟地黄 40g，玄参 40g，茯苓 80g，仙茅 80g，磁石 80g，牡丹皮 26.67g，珍珠母 80g，五味子 40g，首乌藤 80g，制何首乌 40g，浮小麦 80g，钩藤 80g。

【制法】以上十五味，浮小麦、磁石、珍珠母粉碎成细粉；地黄、熟地黄、玄参、茯苓、仙茅、麦冬加水煎煮两次，第一次 3 小时，第二次 2 小时，滤过，滤液浓缩至适量；其余五味子等六味用 60% 乙醇作溶剂进行渗漉，收集渗漉液，回收乙醇，浓缩至适量，与上述地黄等六味的浓缩液及浮小麦等三味的细粉混匀，制成粗颗粒，干燥，粉碎，过筛，制颗粒，低温干燥，过筛，加入硬脂酸镁，混匀，压制成 1000 片，包糖衣或薄膜衣，即得。

实验四　薄层色谱法鉴别牛黄解毒片

一、目的要求

1. 掌握薄层荧光法的原理及操作。
2. 掌握薄层色谱法在中药片剂鉴别中的应用。

二、实验原理

牛黄解毒片由人工牛黄、雄黄、石膏、大黄、黄芩等药味组成，可利用薄层色谱法对大黄、黄芩和人工牛黄进行鉴别。大黄的主要有效成分为蒽醌类化合物，大黄素为其主要有效成分之一，在可见光下呈橙黄色，在氨蒸气中呈红色，紫外光（365nm）照射下可产生荧光，用对照药材和对照品进行对照，在硅胶 H 薄板上检视其斑点可鉴别大黄。黄芩主要成分为黄酮类化合物，黄芩苷为其主要有效成分之一，在硅胶 G 薄板上展开显色后检视其斑点，用对照品进行对照，可鉴别制剂中的黄芩。人工牛黄在日光、紫外光（365nm）照射下产生荧光，硅胶 G 薄板在可见光、紫外光（365nm）下检视其斑点，用对照药材进行对照，可鉴别制剂中的人工牛黄。

三、仪器与试药

1. 双槽层析缸、玻璃板 10cm×20cm、三用紫外线分析仪、分析天平（十万分之一）、硅胶 H、硅胶 G。
2. 大黄对照药材、人工牛黄对照药材（中国食品药品检定研究院），大黄素、黄芩苷对照品（中国食品药品检定研究院）。
3. 牛黄解毒片（市售）。
4. 其他试剂均为分析纯。

四、操作步骤

1. 黄芩的鉴别

（1）薄层板的制备　以含 4% 醋酸钠的羧甲基纤维素钠为黏合剂制备硅胶 G 板（实验前自制或用市售品）。

（2）供试品溶液的制备　取牛黄解毒片 4 片（包衣片去除包衣），研细，加乙醚

30mL，超声处理 15 分钟，滤过，弃去乙醚，滤渣挥尽乙醚，加甲醇 30mL，超声处理 15 分钟，滤过，滤液蒸干，残渣加水 20mL，加热使溶解，滴加盐酸调节 pH 值至 2～3，加乙酸乙酯 30mL，振摇提取，分离乙酸乙酯液，蒸干，残渣加甲醇 1mL 使溶解，作为供试品溶液。

（3）对照品溶液制备　取黄芩苷对照品，加甲醇制成每 1mL 含 1mg 的溶液，作为对照品溶液。

（4）薄层层析　用毛细管吸取上述两种溶液各 5μL，分别点于同一硅胶 G 薄层板上，以乙酸乙酯－丁酮－甲酸－水（5：3：1：1）为展开剂，展开，展距 8～9cm，取出，晾干，喷以 1% 三氯化铁乙醇溶液。供试品色谱中，在与对照品色谱相应的位置上，显相同颜色的斑点。

2. 人工牛黄的鉴别

（1）薄层板的制备　以羧甲基纤维素钠为黏合剂制备的硅胶 G 薄层板（实验前自制或用市售品）。

（2）供试品溶液的制备　取牛黄解毒片 20 片（包衣片去除包衣），研细，加石油醚（30～60℃）－乙醚（3：1）混合溶液 30mL，加 10% 亚硫酸氢钠 1 滴，摇匀，超声处理 5 分钟，滤过，弃去滤液，滤纸及滤渣置 90℃ 水浴上挥去溶剂，加三氯甲烷 30mL，超声处理 15 分钟，滤过，滤液置 90℃ 水浴上蒸至近干，放冷，残渣加三氯甲烷－甲醇（3：2）混合溶液 1mL 使溶解，离心，取上清液作为供试液。

（3）对照药材溶液的制备　取人工牛黄对照药材 20mg，加三氯甲烷 20mL，加 10% 亚硫酸氢钠 1 滴，摇匀，自"超声处理 15 分钟"起，同法制成对照药材溶液。

（4）薄层层析　用毛细管吸取上述两种溶液各 2～10μL，分别点于硅胶 G 薄层板上，以石油醚（30～60℃）－三氯甲烷－甲酸乙酯－甲酸（20：3：5：1）上层溶液为展开剂，展开，展距 8～9cm，取出，晾干，置日光及紫外光（365nm）下检视。供试品色谱中，在与对照药材色谱相应的位置上，显相同颜色的斑点及荧光斑点；加热后，斑点变为绿色。

五、思考题

1. 硅胶 GF_{254}、硅胶 G、硅胶 H 薄层板有何不同？实验中如何选择和使用？
2. 三用紫外线分析仪是指哪"三用"？

六、中成药处方及制法

牛黄解毒片
Niuhuang Jiedu Pian

【处方】人工牛黄 5g，雄黄 50g，石膏 200g，大黄 200g，黄芩 150g，桔梗 100g，冰片 25g，甘草 50g。

【制法】以上八味，雄黄水飞成极细粉；大黄粉碎成细粉；人工牛黄、冰片研细；其余黄芩等四味加水煎煮两次，每次 2 小时，滤过，合并滤液，滤液浓缩成稠膏或干燥成干浸膏，加入大黄、雄黄粉末，制粒，干燥，再加入人工牛黄、冰片粉末，混匀，压制成 1000 片（大片）或 1500 片（小片），或包糖衣或薄膜衣，即得。

实验五　薄层色谱法鉴别三黄片

一、目的要求

1. 掌握薄层色谱荧光法的原理及操作。
2. 掌握薄层色谱法在中药片剂鉴别中的应用。

二、实验原理

三黄片由大黄、盐酸小檗碱、黄芩浸膏组成，可利用薄层色谱法对其鉴别。黄芩中主要有效成分为黄酮类，黄芩苷为其主要有效成分之一，在硅胶 GF_{254} 薄层板用对照品进行对照，在紫外光（254nm）下检视其斑点，可鉴别制剂中的黄芩。盐酸小檗碱可产生荧光，在薄层板上用紫外光（365nm）照射检视其荧光斑点，用对照品进行对照，可鉴别制剂中的盐酸小檗碱。大黄中主要有效成分为蒽醌类，大黄素为其主要有效成分之一，在可见光下呈橙黄色，在硅胶 G 薄层板用对照药材进行对照，在紫外光（365nm）下检视其荧光斑点，可鉴别大黄。

三、仪器与试药

1. 双槽层析缸、玻璃板 10cm×20cm、三用紫外线分析仪、分析天平（十万分之一），硅胶 G、硅胶 GF_{254}（薄层色谱用）。
2. 大黄对照药材（中国食品药品检定研究院），盐酸小檗碱、黄芩苷对照品（中国食品药品检定研究院）。
3. 三黄片（市售）。
4. 其他试剂均为分析纯。

四、操作步骤

1. 盐酸小檗碱、黄芩的鉴别

（1）薄层板的制备　以含 0.3% 的羧甲基纤维素钠为黏合剂制备硅胶 GF_{254} 薄层板（实验前自制或用市售品）。

（2）供试品溶液的制备　取三黄片 5 片，除去包衣，研细，取 0.25g，加甲醇 5mL，超声处理 5 分钟，滤过，滤液作为供试品溶液。

（3）对照品溶液制备　取盐酸小檗碱对照品，加甲醇制成每 1mL 含 0.2mg 的溶液；取黄芩苷对照品加甲醇制成每 1mL 含 1mg 的溶液，作为对照品溶液。

（4）薄层层析　用毛细管吸取上述三种溶液各 3～5μL，分别点于同一硅胶 GF_{254} 薄层板上，以乙酸乙酯 - 丁酮 - 甲酸 - 水（10:7:1:1）为展开剂，预平衡 15～30 分钟，展距 10cm，取出，晾干，分别在紫外灯光（365nm、254nm）下检视。供试品色谱中，在与盐酸小檗碱对照品色谱相应位置上，紫外光（365nm）灯下显相同颜色的荧光斑点；在与黄芩苷对照品色谱相应位置上，紫外光（254nm）灯下显相同颜色的斑点。

2. 大黄的鉴别

（1）薄层板的制备　以羧甲基纤维素钠为黏合剂制备硅胶 G 薄层板（实验前自制或用市售品）。

（2）供试品溶液的制备　同上项制备供试品溶液。

（3）对照药材溶液的制备　取大黄对照药材 0.2g，加甲醇 3mL，超声处理 5 分钟，取上清液作为对照药材溶液。

（4）薄层层析　用毛细管吸取上述两种溶液各 5μL，分别点于同一硅胶 G 薄层板上，以环己烷 – 醋酸乙酯 – 甲酸（12：3：0.1）为展开剂，预平衡 15 ~ 30 分钟，展距10cm，取出，晾干，置紫外光灯（365nm）下检视，供试品色谱中，在与对照药材色谱相应的位置上显相同颜色的荧光斑点。

五、思考题

1. 本实验中，大黄鉴别的是哪一类成分？
2. 制备大黄对照药材溶液，加甲醇 3mL，是否需要精密加入？

六、中成药处方及制法

三黄片
Sanhuang Pian

【处方】大黄 300g，盐酸小檗碱 5g，黄芩浸膏 21g。

【制法】以上三味，黄芩浸膏系取黄芩，加水煎煮三次，第一次 1.5 小时，第二次 1 小时，第三次 40 分钟，合并煎液，滤过，滤液用盐酸调节 pH 值至 1 ~ 2，静置 1 小时，取沉淀，用水洗涤使 pH 值至 5 ~ 7，烘干，粉碎成细粉。取大黄 150g，粉碎成细粉；剩余大黄粉碎成粗粉，用 30% 乙醇回流提取三次，滤过，合并滤液，回收乙醇并减压浓缩成稠膏，加入大黄细粉、盐酸小檗碱细粉、黄芩浸膏细粉及适量辅料，混匀，制成颗粒，干燥，压制成 1000 片，包糖衣或薄膜衣；或压制成 500 片，包薄膜衣，即得。

实验六　薄层色谱法鉴别香连丸中的木香

一、目的要求

掌握中药制剂薄层色谱法定性鉴别的原理和操作方法。

二、实验原理

香连丸由萸黄连和木香组成，可利用薄层色谱法鉴别。木香中主要含有内酯类低极性化合物，故选择较低极性有机溶剂提取，采用硅胶为吸附剂，极性小的溶剂系统为展开剂，以 5%香草醛硫酸溶液为显色剂，进行薄层色谱鉴别。

三、仪器与试药

1. 层析缸、烧杯、锥形瓶、三角漏斗、蒸发皿、玻璃板（10cm×20cm）、点样用毛细管、薄层铺板器等，紫外分析仪（254nm、365nm），水浴锅、超声波发生器，分析天平（千分之一、万分之一）。

2. 木香对照药材。

3. 香连丸。

4. 硅胶 G、香草醛，其他试剂均为分析纯。

四、操作步骤

1. 薄层板制备（2 块薄层板） 称取薄层用硅胶 G 8g，加 0.2%CMC–Na 水溶液 24mL，在研钵中同一方向研磨混合，去除表面的气泡，倒入涂布器中，在玻璃板上平稳地移动涂布器进行涂布（厚度为 0.25 ~ 0.5mm），取下涂好的玻璃板，室温下置水平台上晾干，在反射光及透射光下检视，表面应均匀，平整，无麻点、无气泡、无破损及污染，于 110℃烘烤 30 分钟，冷却后立即使用或置干燥箱中备用。

2. 供试品溶液的制备 取香连丸 2g，研细，加乙醚 15mL，放置 2 小时，时时振摇，滤过，滤液挥去乙醚，残渣加乙酸乙酯 0.5mL 使溶解作为供试品溶液。

3. 对照药材溶液的制备 另取木香对照药材 0.4g，加乙醚 15mL，同上法制成对照药材溶液。

4. 薄层层析 吸取上述两种溶液各 10μL，分别点于同一硅胶 G 薄层板上，以环己烷 – 丙酮（10∶3）为展开剂，展开，取出，晾干。喷以 5%香草醛硫酸溶液，在 105℃加热至斑点显色清晰。供试品色谱中，在与对照药材色谱相应的位置上，应显相同颜色的斑点。

五、思考题

1. 影响薄层色谱分析质量的因素有哪些？

2. 薄层板的制备应注意哪些要点？

六、中成药处方及制法

香连丸
Xianglian Wan

【处方】萸黄连 800g，木香 200g。

【制法】以上二味，粉碎成细粉，过筛，混匀，每 100g 粉末用米醋 8g 加适量的水泛丸，干燥，即得。

实验七　薄层法鉴别逍遥丸中的当归

一、目的要求

掌握中药制剂薄层色谱法定性鉴别的原理和操作方法。

二、实验原理

当归中富含挥发油类、香豆素类低极性化合物。本实验采用较低极性的有机溶剂提取，以硅胶为吸附剂，极性较小的溶剂系统为展开剂，进行色谱鉴别。

三、仪器与试药

1. 层析缸、烧杯、锥形瓶、三角漏斗、蒸发皿、玻璃板（10cm×20cm）、点样用毛细管、薄层铺板器等，紫外分析仪（254nm、365nm），水浴锅、超声波发生器，分析天平（千分之一、万分之一）。

2. 逍遥丸。

3. 当归对照药材。

4. 其他试剂均为分析纯。

四、实验步骤

1. 薄层板的制备　称取薄层用硅胶 G 8g，加 0.2%CMC-Na 水溶液 24mL，在研钵中同一方向研磨混合，去除表面的气泡后，倒入涂布器中，在玻璃板上平稳地移动涂布器进行涂布（厚度为 0.25 ~ 0.5mm），取下涂好薄层的玻璃板，于室温下，置水平台上晾干，在反射光及透射光下检视，表面应均匀，平整，无麻点、无气泡、无破损及污染，于 110℃ 烘 30 分钟，冷却后立即使用或置干燥器中备用，同法，共制备2块。

2. 供试品溶液的制备　取逍遥丸 2g，研碎，加乙醇 15mL，放置 1 小时，时时振摇，滤过，滤液蒸干，残渣加丙酮 1mL 使溶解，作为供试品溶液。

3. 对照药材溶液的制备　取当归对照药材 0.1g，加乙醇 10mL，同上法制成对照药材溶液。

4. 薄层层析　吸取上述两种溶液各 5μL，分别点于同一硅胶 G 薄层板上，以正己烷 – 乙酸乙酯（9∶1）为展开剂，展开，取出，晾干。置紫外灯（365nm）下检视。供试品色谱中，在与对照药材色谱相应的位置上，应显相同颜色的荧光斑点。

五、思考题

1. 采用薄层色谱法鉴别中药制剂时，如何选择对照物？

2. 目前中药对照物分为几种？

六、中成药处方及制法

逍遥丸
Xiaoyao Wan

【处方】柴胡 100g，当归 100g，白芍 100g，炒白术 100g，茯苓 100g，炙甘草 80g，薄荷 20g。

【制法】以上七味，粉碎成细粉，过筛，混匀。每 100g 粉末加炼蜜 135～145g，制成小蜜丸或大蜜丸，即得。

实验八　双黄连片的薄层及薄膜色谱法鉴别

一、目的要求

1. 掌握薄层及薄膜色谱法的原理及操作。
2. 掌握薄层及薄膜色谱法在中药片剂鉴别中的应用。

二、实验原理

双黄连片由金银花、黄芩、连翘三味中药制成。金银花中含有绿原酸，黄芩中含有黄芩苷等成分，绿原酸和黄芩苷都可以吸收紫外光，但荧光较弱，可利用吸收紫外光的性质，在紫外光灯照射下，在聚酰胺薄膜上形成暗斑而对金银花、黄芩进行鉴别。同时，也可用薄层色谱法鉴别连翘，用对照药材对照，可鉴别制剂中的连翘。

三、仪器与试药

1. 双槽层析缸、玻璃板、紫外线分析仪、分析天平（十万分之一），硅胶 G、聚酰胺薄膜。
2. 绿原酸、黄芩苷对照品，连翘对照药材（中国食品药品检定研究院）。
3. 双黄连片（市售）。
4. 其他试剂均为分析纯。

四、操作步骤

1. 金银花、黄芩鉴别

（1）聚酰胺薄膜　用市售聚酰胺薄膜商品（10cm×10cm）。

（2）供试品溶液的制备　取双黄连片 1 片，除去薄膜衣，研细，加 75% 甲醇 10mL，超声处理 10 分钟，滤过，滤液作为供试品溶液。

（3）对照溶液的制备　取绿原酸、黄芩苷对照品，分别加甲醇制成每 1mL 含 0.1mg 的溶液，作为对照品溶液。

（4）薄膜层析　用毛细管吸取上述 3 种溶液各 2μL，分别点于同一聚酰胺薄膜上，以醋酸为展开剂，预平衡 15 ~ 30 分钟，展开，取出，晾干，置紫外光灯（365nm）下检视。供试品色谱中，在与绿原酸对照品色谱相应的位置上显示同颜色的荧光斑点；在与黄芩苷对照品色谱相应的位置上显示相同颜色的荧光斑点。

2．连翘鉴别

（1）薄层板的制备　以 0.3% 羧甲基纤维素钠为黏合剂制备硅胶 G 薄层板（实验前自备或用商品板）。

（2）供试品溶液的制备　同前项制备供试品溶液。

（3）对照溶液的制备　取连翘对照药材 0.5g，加甲醇 10mL，置水浴上加热回流 20 分钟，滤过，滤液作为对照药材溶液。

（4）薄层层析　用毛细管吸取上述对照品和供试品溶液各 5μL，分别点于同一硅胶 G 薄膜上，以三氯甲烷 – 甲醇（5∶1）为展开剂，预平衡 15 ~ 30 分钟，展开，取出，晾干，喷以 10% 硫酸乙醇溶液，在 105℃加热至显色清晰。供试品色谱中，在与对照药材色谱相应位置上显相同颜色的斑点。

五．思考题

1．为什么采用聚酰胺薄膜来分析金银花、黄芩的有效成分？
2．为什么要用双层展开槽？

六、中成药处方及制法

双黄连片
Shuanghuanglian Pian

【**处方**】金银花 1875g，黄芩 1875g，连翘 3750g。

【**制法**】以上三味，黄芩加水煎煮三次，第一次 2 小时，第二、三次各 1 小时，合并煎液，滤过，滤液浓缩至相对密度为 1.03 ~ 1.08（80℃）的清膏，于 80℃用 2mol/L 盐酸溶液调节 pH 值至 1.0 ~ 2.0，保温 1 小时，静置 24 小时，滤过，沉淀用水洗至 pH 值为 5.0，再用 70% 乙醇洗至 pH 值为 7.0，低温干燥，备用；金银花、连翘加水温浸 30 分钟后，煎煮两次，每次 1.5 小时，合并煎液，滤过，滤液浓缩至相对密度为 1.20 ~ 1.25（80℃）的清膏，冷至 40℃，加乙醇使含醇量达 75%，充分搅拌，静置 12 小时，取上清液，残渣加 75% 乙醇适量，搅匀，静置 12 小时，滤过，合并二次滤液，回收乙醇至无醇味，浓缩成相对密度为 1.34 ~ 1.40（60℃）的稠膏，减压干燥，加入上述黄芩提取物，粉碎成细粉，加入微晶纤维素、羧甲淀粉钠，混匀，制成颗粒，干燥，加入硬脂酸镁，混匀，压制成 1000 片，包薄膜衣，即得。

实验九　矿物药石膏与玄明粉重金属和砷盐的检查

一、目的要求

1. 掌握重金属检查的方法与原理。
2. 掌握砷盐检查的方法和原理。
3. 熟悉目视比色法的操作与判断。

二、实验原理

目视比色法是以肉眼直接观察比较样品溶液与标准品溶液的颜色深浅，判断样品含杂质是否超出规定限度。重金属在实验条件下都能与硫代乙酰胺或硫化钠反应显色，生成黑色硫化物沉淀，标准溶液常以 Pb^{2+} 为代表，其原理为：

在酸性溶液中

$$CH_3CSNH_2 + H_2O \rightarrow CH_3CONH_2 + H_2S \uparrow$$
$$Pb^{2+} + H_2S \rightarrow PbS \downarrow （黑色）$$

在碱性溶液中

$$Pb^{2+} + Na_2S \rightarrow PbS \downarrow （黑色）+ 2Na^+$$

金属锌与酸作用产生新生态的氢，与药物中微量砷盐反应生成具有挥发性的砷化氢，遇溴化汞试纸，产生黄色至棕色砷斑。与同条件下一定量标准砷溶液所产生的砷斑比较，以判定砷盐限量。

$$AsO_3^{3-} + 3Zn + 9H^+ \rightarrow AsH_3 \uparrow + 3Zn^{2+} + 3H_2O$$
$$AsH_3 + 2HgBr \rightarrow 2HBr + AsH（HgBr）_2（黄色）$$
$$AsH_3 + 3HgBr_2 \rightarrow 3HBr + As（HgBr）_3（棕色）$$

因为 AsO_4^{3-} 在酸性溶液中被 Zn 还原的速度很慢，为提高反应速度，常在反应液中加入 KI 及酸性 $SnCl_2$，将 AsO_4^{3-} 还原为 AsO_3^{3-}，KI 被氧化生产 I_2，以 $SnCl_2$ 来还原，使反应液中维持 KI 的还原剂的存在。

$$AsO_4^{3-} + 2I^- + 2H^+ \rightarrow AsO_3^{3-} + I_2 + H_2O$$
$$AsO_4^{3-} + Sn^{2+} + 2H^+ \rightarrow AsO_3^{3-} + Sn^{4+} + H_2O$$
$$I_2 + Sn^{2+} \rightarrow 2I^- + Sn^{4+}$$

溶液中的碘离子与反应中产生的锌离子能形成配合物，使生成砷化氢的反应不断进行。

$$4I^- + Zn^{2+} \rightarrow [ZnI_4]^{2-}$$

供试品和锌粒中可能含有少量硫化物，在酸性溶液中产生 H_2S 气体，干扰实验，故需采用醋酸铅棉花吸收除去 H_2S。

$$H_2S + Pb（CH_3COO）_2 \rightarrow PbS \downarrow + 2CH_3COOH$$

三、仪器与试药

1. 电炉、25mL 纳氏比色管、分析天平（万分之一）、古蔡氏法测砷装置（见图 1）。

2. 冰醋酸，标准铅溶液，硫代乙酰胺试液，醋酸盐缓冲溶液，标准砷溶液，碘化钾试液，酸性氯化亚锡试液，醋酸铅棉花，锌粒，溴化汞试纸。

3. 石膏、玄明粉（市售品）。

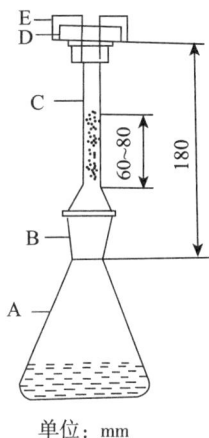

单位：mm

图 1　古蔡氏法测砷装置

四、操作步骤

1. 石膏重金属检查

取样品 8g，加冰醋酸 4mL 与水 96mL，煮沸 10 分钟，放冷，加水至原体积，滤过。取 25mL 纳氏比色管 2 支，甲管加标准铅溶液 2mL 与醋酸盐缓冲溶液（pH 值 3.5）2mL，加水至 25mL。乙管加样品续滤液 25mL，在甲乙两管中分别加入硫代乙酰胺试液 2mL，摇匀，放置 2 分钟，同置白纸上，自上向下透视，乙管中显示的颜色与甲管比较，不得更深。

2. 玄明粉重金属检查

取 25mL 纳氏比色管 2 支，甲管中加标准铅溶液 2mL 与醋酸盐缓冲液（pH 值 3.5）2mL 后，加水使成 25mL，乙管取样品 1.0g，加稀醋酸 2mL 与适量的水溶解成 25mL。在甲乙两管中分别加入硫代乙酰胺试液各 2mL，摇匀，放置 2 分钟，同置白纸上，自上向下透视，乙管中显示的颜色与甲管比较，不得更深。

3. 石膏砷盐检查

（1）装置处理　测试前，先于导气管 C 中装入醋酸铅棉花 60mg（装管高度为 60～80mm）；再于旋塞 D 的顶端平面上放一片溴化汞试纸（试纸大小以能覆盖孔径而不露出平面为宜），盖上旋塞 E 并旋紧，即得。

（2）标准砷斑的制备　精密量取标准砷溶液 25mL，置 A 瓶中，加盐酸 5mL、水 21mL，再加碘化钾试液 5mL，酸性氯化亚锡试液 5 滴，室温放置 10 分钟后，加锌粒 2g，立即将按上法装妥的导气管 C 密塞于 A 瓶上，并将 A 瓶置于 25～40℃水浴中反应 45 分钟，取出溴化汞试纸，即得。

（3）样品测试　取样品 1g，加盐酸 5mL，加水至 23mL，加热使溶解，放冷，置 A 瓶中，按标准砷斑的制备，自"再加碘化钾试液 5mL……"依法检查。将生成的砷斑与标准砷斑比较，不得更深。

4. 玄明粉砷盐检查

（1）装置处理　同石膏砷盐检查（1）。

（2）标准砷斑的制备　同石膏砷盐检查（2）。

（3）样品测试　取样品 0.1g，加水 23mL 溶解，加盐酸 5mL，置 A 瓶中，按石膏砷盐检查（2）标准砷斑的制备，自"再加碘化钾试液 5mL……"依法检查。将生成的砷斑与标准砷斑比较，不得更深。

五、思考题

1. 石膏、玄明粉的重金属限量是多少？
2. 在酸性溶液中重金属能否用 Na_2S 作显色剂？为什么？

实验十　黄连上清丸的重金属检查

一、目的要求

1. 掌握中成制剂炽灼的基本方法和操作。
2. 熟悉中成制剂消化后进行重金属检查的方法与原理。

二、实验原理

黄连上清丸是以黄连、栀子（姜制）、连翘、炒蔓荆子等十七味药材，粉碎成细粉，过筛，混匀后，用水或炼蜜制成的丸剂，由于其制剂中常含有大量的有机物，在进行重金属检查前必须先进行有机质破坏。进行有机质破坏时，炽灼温度对重金属的影响很大，温度越高重金属损失越多。《中国药典》规定，炽灼温度应控制在 500～600℃，以使完全灰化。炽灼残渣需消化完全，才可依法进行重金属检查。

三、仪器与试药

1. 电炉、马弗炉、坩埚、恒温水浴锅、25mL 纳氏比色管、比色管架、分析天平（万分之一）、量瓶、刻度吸管、烧杯、量筒、蒸发皿等。
2. 黄连上清丸（市售品）。
3. 其他试剂为分析纯。

四、操作步骤

取本品 5 丸，切碎，过二号筛，取 1.0g，精密称定重量，置已炽灼至恒重的坩埚中，精密称定，缓慢炽灼至完全炭化（或在电炉上缓慢加热至冒白烟，但不得起明火），放冷至室温，加硫酸 0.5～1mL，使湿润，低温加热，硫酸蒸气除尽后，置马弗炉中 500～600℃炽灼，使完全灰化，移置干燥器内，放冷至室温，精密称定后，置500～600℃炽灼至恒重，放冷，加硝酸 0.5mL，蒸干，待氧化氮蒸气除尽后，放冷，加盐酸 2mL，置水浴上蒸干后，加水 15mL，滴加氨试液至对酚酞指示液显微粉红色，再加醋酸盐缓冲液（pH 值 3.5）2mL，微热溶解后，完全转移至纳氏比色管中，加水稀释至25mL，作为乙管另取配制供试品溶液的试剂，置瓷皿中蒸干后，加醋酸盐缓冲液（pH 值 3.5）2mL 与水 15mL，微热溶解后，移至纳氏比色管中，加标准铅溶液 2.5mL，再用水稀释至 25mL，作为甲管；在甲、乙两管中分别加硫代乙酰胺试液 2mL，摇匀，放置 2 分钟，同置白纸上，自上向下透视，样品管中颜色与对照品管比较，不得更深。

五、思考题

1. 根据实验计算黄连上清丸的重金属含量限度。
2. 配制对照品时，为什么要用配制供试品溶液的试剂？
3. 本次实验应注意哪些安全事项？

六、中成药处方及制法

黄连上清丸
Huanglian Shangqing Wan

【处方】黄连 10g，栀子（姜制）80g，连翘 80g，炒蔓荆子 80g，防风 40g，荆芥穗 80g，白芷 80g，黄芩 80g，菊花 160g，薄荷 40g，酒大黄 320g，黄柏（酒炒）40g，桔梗 80g，川芎 40g，石膏 40g，旋覆花 20g，甘草 40g。

【制法】以上十七味，粉碎成细粉，过筛，混匀。用水制丸，干燥，制成水丸；或每 100g 粉末用炼蜜 30 ~ 40g 加适量的水制丸，干燥，制成水蜜丸；或每 100g 粉末加炼蜜 150 ~ 170g 制成大蜜丸或小蜜丸，即得。

实验十一 牛黄解毒片的砷盐限量检查（古蔡氏法）

一、目的要求

1. 熟悉砷盐检查法的基本操作。
2. 了解砷盐检查法的原理和方法（古蔡氏法）。

二、实验原理

牛黄解毒片由人工牛黄、雄黄、石膏、大黄、黄芩、桔梗、冰片、甘草组成，主要功能为清热解毒。其中雄黄主要成分是二硫化二砷，砷盐为剧毒物质，须严格控制其限量。古蔡氏法为《中国药典》规定砷盐检查第一法。

锌和酸作用所产生的初生态氢与供试品中微量砷盐化合物反应生成挥发性砷化氢，再与溴化汞试纸作用生成黄色至棕色砷斑。与同条件下一定量标准砷溶液所产生的砷斑比较，以判定供试品的砷盐限量。

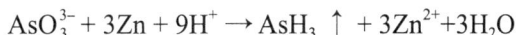

$$AsO_3^{3-} + 3Zn + 9H^+ \rightarrow AsH_3 \uparrow + 3Zn^{2+} + 3H_2O$$

产生的砷化氢与溴化汞试纸作用。

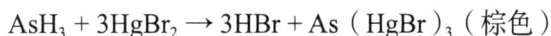

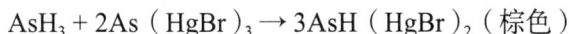

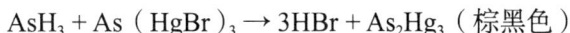

$$AsH_3 + 3HgBr_2 \rightarrow 3HBr + As(HgBr)_3（棕色）$$
$$AsH_3 + 2As(HgBr)_3 \rightarrow 3AsH(HgBr)_2（棕色）$$
$$AsH_3 + As(HgBr)_3 \rightarrow 3HBr + As_2Hg_3（棕黑色）$$

因为 AsO_4^{3-} 在酸性溶液中被 Zn 还原的速度很慢，为提高反应速度，常在反应液中加入 KI 及酸性 $SnCl_2$，将 AsO_4^{3-} 还原为 AsO_3^{3-}，KI 被氧化生成 I_2，以 $SnCl_2$ 来还原，使反应液中维持 KI 还原剂的存在。

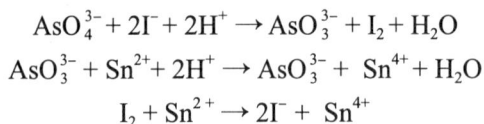

$$AsO_4^{3-} + 2I^- + 2H^+ \rightarrow AsO_3^{3-} + I_2 + H_2O$$
$$AsO_3^{3-} + Sn^{2+} + 2H^+ \rightarrow AsO_3^{3-} + Sn^{4+} + H_2O$$
$$I_2 + Sn^{2+} \rightarrow 2I^- + Sn^{4+}$$

溶液中的碘离子与反应中产生的锌离子能形成配合物，使生成砷化氢的反应不断进行。

$$4I^- + Zn^{2+} \rightarrow [ZnI_4]^{2-}$$

供试品和锌粒中可能含有少量硫化物，在酸性溶液中产生 H_2S 气体，干扰实验，故需采用醋酸铅棉花吸收除去 H_2S。

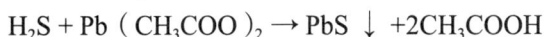

$$H_2S + Pb(CH_3COO)_2 \rightarrow PbS \downarrow + 2CH_3COOH$$

三、仪器与试药

1. 古蔡氏法测砷装置（见图 1）。

2. 标准砷试液（1μg/mL），碘化钾试液，酸性氯化亚锡试液，醋酸铅棉花，锌粒，溴化汞试纸，盐酸。

3. 牛黄解毒片（市售品）。

四、操作步骤

测试前，先于导气管 C 中装入醋酸铅棉花 60mg（装管高度为 60 ~ 80mm）；再于旋塞 D 的顶端平面上放一片溴化汞试纸（试纸大小以能覆盖孔径而不露出平面为宜），盖上旋塞 E 并旋紧，即得。

1. 标准砷斑的制备

精密量取标准砷溶液 2mL，置 A 瓶中，加盐酸 5mL、水 21mL，再加碘化钾试液 5mL、酸性氯化亚锡试液 5 滴，在室温放置 10 分钟后，加锌粒 2g，立即将按上法装妥的导气管 C 密塞于 A 瓶上，并将 A 瓶置 25 ~ 40℃水浴中反应 45 分钟，取出溴化汞试纸，即得。

2. 供试品的制备

取本品适量（包衣片除去包衣），研细，精密称取 1.52g，加稀盐酸 20mL，搅拌 1 小时，滤过，残渣用稀盐酸洗涤 2 次，每次 10mL，搅拌 10 分钟，洗液与滤液合并，置 500mL 量瓶中，加水稀释至刻度，摇匀。精密量取 5mL，至 10mL 量瓶中，加水稀释至刻度，摇匀，即得。

3. 检查

精密量取供试品 2mL 置 A 瓶中，按标准砷斑的制备，自"加盐酸 5mL、水 2mL"起，依法操作。将生成的砷斑与标准砷斑比较，不得更深。

五、思考题

1. 砷盐检查第一法的关键环节是什么？
2. 根据以上测定结果，牛黄解毒片中砷盐限量是多少？

六、中成药处方及制法

牛黄解毒片
Niuhuang Jiedu Pian

【处方】人工牛黄 5g，雄黄 50g，石膏 200g，大黄 200g，黄芩 150g，桔梗 100g，冰片 25g，甘草 50g。

【制法】以上八味，雄黄水飞成极细粉；大黄粉碎成细粉；人工牛黄、冰片研细；其余黄芩等四味加水煎煮两次，每次 2 小时，滤过，合并滤液，滤液浓缩成稠膏或干燥成干浸膏，加入大黄、雄黄粉末，制粒，干燥，再加入人工牛黄、冰片粉末，混匀，压制成 1000 片（大片）或 1500 片（小片），或包糖衣或薄膜衣，即得。

实验十二　冰片的砷盐限量检查（古蔡氏法）

一、目的要求

1. 熟悉砷盐检查法的基本操作。
2. 了解砷盐检查法的原理和方法（古蔡氏法）。

二、实验原理

古蔡氏法为《中国药典》规定的砷盐检查的第一法。
原理见实验十一。

三、仪器与试药

1. 古蔡氏法测砷装置。
2. 标准砷试液（1μg/mL），碘化钾试液，酸性氯化亚锡试液，醋酸铅棉花，锌粒，溴化汞试纸，盐酸。
3. 冰片（市售品）。

四、操作步骤

测试前，先于导气管 C 中装入醋酸铅棉花 60mg（装管高度为 60 ～ 80mm）；再于旋塞 D 的顶端平面上放一片溴化汞试纸（试纸大小以能覆盖孔径而不露出平面外为宜），盖上旋塞 E 并旋紧，即得。

1. 标准砷斑的制备

精密量取标准砷溶液 2mL，置 A 瓶中，加盐酸 5mL、水 21mL，再加碘化钾试液 5mL、酸性氯化亚锡试液 5 滴，在室温放置 10 分钟后，加锌粒 2g，立即将照上法装妥的导气管 C 密塞于 A 瓶上，并将 A 瓶置 25 ~ 40℃水浴中反应 45 分钟，取出溴化汞试纸，即得。

2. 供试品的检查

取冰片 1g，加氢氧化钙 0.5g、水 2mL，混匀，置水浴上加热使冰片挥发后，放冷，加盐酸中和，再加盐酸 5mL 与水适量至 28mL，按标准砷斑的制备，自"再加碘化钾试液 5mL"起，依法操作。将生成的砷斑与标准砷斑比较，不得更深。

五、思考题

1. 砷盐检查第一法的关键环节是什么？
2. 根据以上测定结果，冰片中砷盐限量是多少？

实验十三　克痢痧胶囊的砷盐限量检查

一、目的要求

1. 掌握二乙基二硫代氨基甲酸银法（Ag–DDC 法）测定砷盐的方法。
2. 了解测定中药胶囊剂含砷量的步骤及操作。

二、实验原理

克痢痧胶囊由白芷、苍术、石菖蒲、细辛、荜茇、鹅不食草、猪牙皂、雄黄、丁香、硝石、枯矾、冰片制成，主要功能为解毒辟秽、理气止泻。其中雄黄主要成分是二硫化二砷，砷盐为剧毒物质，须严格控制其限量。

二乙基二硫代氨基甲酸银法（Ag–DDC 法）为《中国药典》规定砷盐检查第二法。

金属锌与酸作用产生新生态的氢，与药品中的微量亚砷酸盐反应生成具挥发性的砷化氢，用二乙基二硫代氨基甲酸银（Ag–DDC）溶液吸收，使之还原生成红色胶态银，与同条件下一定量标准砷溶液所产生的红色胶态银在 510nm 处测定吸收度，进行比较，以判定砷盐的限量或含量。

二乙基二硫代氨基甲酸银　　　　　　　　　　　二乙基二硫代氨基甲酸
（简称Ag–DDC）　　　　　　　　　　　　　（简称HDDC）

三、仪器与试药

1. 分光光度计，测砷装置（见图2）。

2. 二乙基二硫代氨基甲酸银（Ag-DDC）试液、标准砷试液（1μg/mL）、碘化钾试液、酸性氯化亚锡试液、盐酸、醋酸铅棉花。

3. 克痢痧胶囊（市售品）。

四、操作步骤

测试前，先于导气管C中装入醋酸铅棉花60mg（装管高度约80mm）；于D管中精密加入Ag-DDC试液5mL。

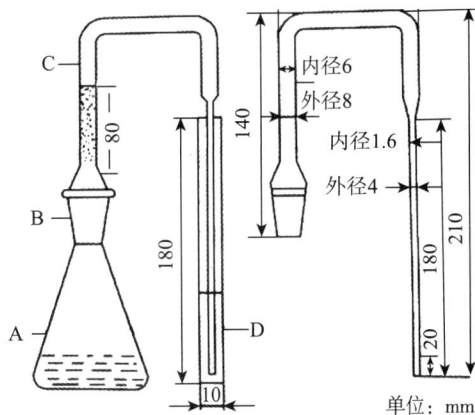

图2　Ag-DDC法测砷装置

1. 标准砷对照液的制备

精密量取标准砷溶液5mL，置A瓶中，加盐酸5mL、水18mL，再加碘钾试液5mL、酸性氯化亚锡试液5滴，在室温放置10分钟后，加锌粒2g，立即将导气管C与A瓶密塞，使生成的砷化氢气体导入D管中，并将A瓶置25～40℃水浴中反应45分钟，取出D管，添加三氯甲烷至刻度，混匀，即得。

2. 供试品溶液的制备

取本品内容物适量，研细，取约2.63g，精密称定，加稀盐酸20mL，不断搅拌30分钟，转移至100mL量瓶中，加水分次洗涤容器，转移至量瓶中并稀释至刻度，摇匀，滤过，精密量取续滤液10mL，至50mL量瓶中，加水稀释至刻度，摇匀，即得。

3. 检查

精密量取供试品溶液5mL，置A瓶中，按标准砷对照液的制备，自"加盐酸5mL、水18mL"起，依法操作。将标准液和样品液分别移至1cm吸收池中，用分光光度计在510nm波长处以Ag-DDC试液作为空白对照，测定吸光度，样品液吸光度不得高于标准砷对照液吸光度（不得大于0.019%）。

五、思考题

1. 导气管中加醋酸铅棉花的目的是什么？
2. 根据以上测定结果，克痢痧胶囊样品砷盐限量是多少？

六、中成药处方及制法

克痢痧胶囊
Kelisha Jiaonang

【处方】白芷51.6g，苍术25.8g，石菖蒲25.8g，细辛20.6g，荜茇15.5g，鹅不食草15.5g，猪牙皂25.8g，雄黄粉8.6g，丁香15.5g，硝石20.6g，枯矾51.6g，冰片3g。

【制法】以上十二味，除雄黄粉外，枯矾与硝石、冰片、丁香混合粉碎成细粉，过筛，混匀；其余白芷等七味药材粉碎成细粉，过筛，与上述四味细粉及雄黄粉混匀，装入胶囊，制成 1000 粒，即得。

实验十四　甲苯法测定中药制剂的水分含量

一、目的要求

掌握甲苯法测定中药制剂中水分的原理和操作方法。

二、实验原理

中药制剂水分测定的常用方法有烘干法和甲苯法，烘干法适用于不含或少含挥发性成分的药品，甲苯法用于含挥发性成分的药品。本实验以香砂养胃丸为检测对象，采用《中国药典》（2020 年版）水分测定法中的甲苯法测定其水分含量。香砂养胃丸是由木香、砂仁、白术、陈皮、香附、广藿香、茯苓、半夏等十一味中药制成的水丸，其中有多味中药含挥发性成分，应选用甲苯法测定该制剂中水分的含量。

三、仪器与试药

1. 甲苯法水分测定装置（见图 3）（图中 A 为 500mL 短颈圆底烧瓶，B 为水分测定管，C 为直形冷凝管，外管长 40cm。使用前，全部仪器应清洁，并置烘箱中烘干），电热套，分析天平，铜丝。

2. 甲苯、亚甲蓝（分析纯）。

3. 香砂养胃丸（市售品）。

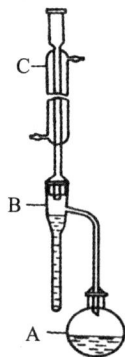

图 3　甲苯法水分测定装置

四、操作步骤

将香砂养胃丸研碎，取约 25g（相当于含水量 1 ~ 4mL），精密称定，置 A 瓶中，加甲苯约 200mL，必要时加入干燥、洁净的无釉小瓷片或玻璃珠数粒，连接仪器，自冷凝管顶端加入甲苯至充满 B 管的狭细部分。将 A 瓶置电热套或用其他适宜方法缓慢加热，待甲苯开始沸腾时，调节温度，使每秒钟馏出 2 滴。待水分完全馏出，即测定管刻度部分的水量不再增加时，将冷凝管内部先用甲苯冲洗，再用饱蘸甲苯的长刷或其他适宜的方法，将管壁上附着的甲苯推下，继续蒸馏 5 分钟，放冷至室温，拆卸装置，如有水黏附在 B 管的管壁上，可用蘸甲苯的铜丝推下，放置，使水分与甲苯完全分离（可加少量亚甲蓝粉末，使水染成蓝色，以便分离观察）。检读水量，并计算供试品中的含水量（%）。

注意：①测定用的甲苯须先加水少量充分振摇后放置，将水层分离弃去，经蒸馏后使用。②中药测定用的供试品，一般先破碎成直径不超过 3mm 的颗粒或碎片；直径和长度在 3mm 以下的可不破碎。

五、思考题

1. 实验中所用仪器、器皿是否要烘干？为什么？
2. 为什么说本法适用于含挥发性成分中药制剂中水分的测定？

六、中成药处方及制法

香砂养胃丸
Xiangsha Yangwei Wan

【处方】木香 210g，砂仁 210g，白术 300g，陈皮 300g，茯苓 300g，半夏（制）300g，醋香附 210g，枳实（炒）210g，豆蔻（去壳）210g，姜厚朴 210g，广藿香 210g，甘草 90g，生姜 90g，大枣 150g。

【制法】以上十四味，生姜、大枣切碎，分次加水煎煮，煎液滤过，备用。其余木香等十二味粉碎成细粉，过筛，混匀，用煎液泛丸，以总量 5% 的滑石粉 – 四氧化三铁（1∶1）的混合物包衣，低温干燥，即得。

实验十五　薄层色谱法对中药制剂中乌头碱限量检查

一、目的要求

1. 掌握乌头碱在中药制剂中的限量检查方法。
2. 熟悉用薄层色谱法进行中药制剂的限量检查。

二、实验原理

乌头碱是附子中的主要毒性成分，利用薄层色谱法对附子理中丸中的附子进行毒性成分限量检查，可起到控制本品质量安全的目的。

三、仪器与试药

1. 硅胶 G 预制板、分析天平（十万分之一）、水浴锅、振荡器。
2. 乙醚、无水乙醇、苯、乙酸乙酯、二乙胺等试剂均为分析纯，氨试液、稀碘化铋钾试液。
3. 乌头碱对照品（中国食品药品检定研究院）。
4. 附子理中丸（市售品）。

四、操作步骤

取本品水蜜丸 25g 或大蜜丸 36g，研细或切碎，加氨试液 4mL，拌匀，放置 2 小时，加乙醚 60mL，振摇 1 小时，放置 24 小时，滤过，滤液蒸干，残渣加无水乙醇溶解使成 1mL，作为供试品溶液。另精密称取乌头碱对照品，加无水乙醇制成每 1mL 含 1.0mg 的溶液，作为对照品溶液。照薄层色谱法试验，精密吸取供试品溶液 12μL、对照品溶液 5μL，分别点于同一硅胶 G 薄层板上，以二氯甲烷（经无水硫酸钠脱水处理）– 丙酮 – 甲醇（6 : 1 : 1）为展开剂，展开，取出，晾干，喷以稀碘化铋钾试液。供试品色谱中，在与对照品色谱相应位置上出现的斑点应小于或不出现对照品斑点。

五、思考题

1. 除薄层色谱法外，还可用什么方法进行酯型生物碱的限量检查？
2. 乌头碱在本品中的限量是多少？

六、中成药处方及制法

附子理中丸

Fuzi Lizhong Wan

【**处方**】附子（制）100g，党参 200g，炒白术 150g，干姜 100g，甘草 100g。

【**制法**】以上五味，粉碎成细粉，过筛，混匀。每 100g 粉末用炼蜜 35 ～ 50g 加适量的水泛丸，干燥，制成水蜜丸；或加炼蜜 100 ～ 120g 制成小蜜丸或大蜜丸，即得。

实验十六　比重瓶法测定中药制剂的相对密度

一、实验目的

掌握比重瓶法测定中药制剂相对密度的操作方法。

二、实验原理

本实验采用《中国药典》（2020 年版）规定方法，以叶宁糖浆为检测对象，采用比重瓶法测定其相对密度。即在相同温度条件下，采用同一比重瓶分别装满供试品和水，根据供试品的重量和水的重量，即可计算出供试品的相对密度。

三、仪器与试药

1. 比重瓶、温度计、塑料盒、烧杯，分析天平（万分之一）、水浴锅、电冰箱。
2. 夜宁糖浆（市售）。

四、操作步骤

取洁净、干燥并精密称定重量的比重瓶（如图 4），装满供试品（温度应低于 20℃或各品种项下规定的温度）后，插入中心有毛细孔的瓶塞，用滤纸将塞孔溢出的液体擦干。置 20℃（或各品种项下规定的温度）恒温水浴中，放置若干分钟，使内容物的温度达到 20℃（或各品种项下规定的温度），用滤纸除去溢出侧管的液体，立即盖上罩。然后将比重瓶自水浴中取出，再用滤纸将比重瓶的外面擦净，精密称定，减去比重瓶的重量，求得供试品重量后，将供试品倾出，洗净比重瓶，装满新沸过的冷水，再照上法测得同一温度时水的重量，按下式计算：

$$供试品的相对密度 = \frac{供试品重量}{水重量}$$

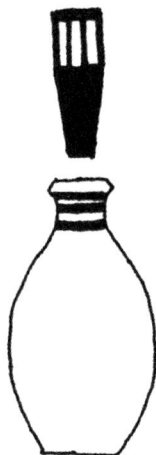

图 4 比重瓶

五、数据记录与处理

比重瓶重：　　　　　　　g

比重瓶 + 样品重：　　　　　g

比重瓶 + 水重：　　　　　g

$$供试品的相对密度 = \frac{供试品重量}{水重量} = \underline{\hspace{3cm}}$$

结论：本品相对密度为＿＿＿＿＿＿，符合规定。（规定不得低于 1.27）

六、思考题

1. 测定液体的相对密度时，为什么要严格控制测定温度？

2. 测定药品的相对密度时，能用两个比重瓶分别装供试品和水来进行测定吗？为什么？

七、中成药处方及制法

夜宁糖浆
Yening Tangjiang

【处方】合欢皮 105g，灵芝 50g，首乌藤 105g，大枣 75g，女贞子 105g，甘草 30g，浮小麦 300g。

【制法】以上七味，浮小麦加水煮沸后，于 80 ~ 90℃温浸两次，每次 2 小时，滤过，合并滤液；灵芝粉碎成粗粉，用适量的乙醇浸泡 7 天，压榨滤过，滤液回收乙醇，备用；药渣与其余合欢皮等五味加水煎煮两次，每次 3 小时，滤过，滤液合并，与上述两种溶液合并，静置，滤过，滤液浓缩至适量，加入蔗糖 830g 与苯甲酸钠 3g，煮沸使溶解，滤过，加水至 1000mL，搅匀，即得。

实验十七　紫外－可见分光光度法测定夏枯草口服液中总黄酮的含量

一、目的要求

1. 掌握紫外－可见分光光度法测定中药口服液中总黄酮含量。
2. 掌握紫外－可见分光光度计的使用方法。

二、实验原理

夏枯草口服液是《中国药典》（2020年版）一部收载品种，由夏枯草单味中药提取制成的中药口服液制剂，功能为清火、散结、消肿，夏枯草主要成分为黄酮类、迷迭香酸等。黄酮类化合物可与铝盐、铅盐、镁盐等金属盐类试剂反应，生成有色配合物，可用可见分光光度法测定其含量。本实验采用《中国药典》（2020年版）规定方法，利用黄酮类化合物在亚硝酸钠的碱性溶液中，与 Al^{3+} 产生高灵敏度的橙红色配合物，从而用紫外－可见分光光度法（比色法）测定夏枯草口服液中总黄酮的含量。

三、仪器与试药

1. 紫外－可见分光光度计、分析天平、分液漏斗、水浴锅。
2. 甲醇、5%亚硝酸钠溶液、10%硝酸铝溶液、1mol/L氢氧化钠溶液、水饱和正丁醇，试液均为分析纯。
3. 芦丁对照品（中国食品药品检定研究院）。
4. 夏枯草口服液（市售品）。

四、操作步骤

1. 对照品溶液的制备

取芦丁对照品20mg，精密称定，置10mL容量瓶中，加甲醇5mL，置水浴上微热使溶解，放冷，加甲醇至刻度，摇匀，精密量取5mL，置50mL量瓶，加水至刻度，摇匀，即得（每1mL中含芦丁0.2mg）。

2. 标准曲线的制备

精密量取对照品溶液1mL、2mL、3mL、4mL、5mL、6mL，分别置于25mL量瓶中，各加水至6mL，加5%亚硝酸钠溶液1mL，混匀，放置6分钟，加入10%硝酸铝溶液1mL，混匀，放置6分钟，加入氢氧化钠试液10mL，再加水至刻度，摇匀，放置15分钟，以相应的试剂作空白，照紫外－可见分光光度法，在500nm处测吸光度，作A–C标准曲线（或计算其回归方程）。

3. 供试品溶液的制备

精密量取本品10mL，加水10mL，摇匀，用水饱和的正丁醇振摇提取4次，每次

20mL，合并提取液，蒸干，残渣加甲醇 10mL，使溶解并转移至 100mL 量瓶中，加水至刻度，摇匀，即得。

4. 样品的测定

精密量取供试品溶液 1mL，置 25mL 量瓶中，按标准曲线制备项下的方法，自"加水至 6mL"起，依法操作，测定吸光度，并从标准曲线上读出供试品中芦丁的量，计算总黄酮含量（以芦丁计），即得。

本品每 1mL 含总黄酮以芦丁（$C_{27}H_{30}O_{16}$）计，不得少于 5.0mg。

五、思考题

1. 紫外 – 可见分光光度法（比色法）操作的注意事项是什么？
2. 总黄酮与单体黄酮的测定方法有何不同？

六、中成药处方及制法

夏枯草口服液
Xiakucao Koufuye

【处方】夏枯草 800g。

【制法】取夏枯草加水煎煮三次，合并煎液，滤过，滤液浓缩至适量，静置 24 小时，滤过，滤液加蔗糖 200g 及苯甲酸钠 3g，加热使溶解，加水至 1000mL，混匀，冷藏 24 小时，滤过，灌封，灭菌，即得。

实验十八　分光光度法测定垂盆草颗粒中总黄酮的含量

一、目的要求

1. 掌握紫外 – 可见分光光度法测定中药颗粒剂中总黄酮含量。
2. 掌握紫外 – 可见分光光度计的使用方法。

二、实验原理

垂盆草颗粒是由鲜垂盆草单味中药提取制成的中药颗粒，主要功能为清热解毒，活血利湿。用于急慢性肝炎之湿热瘀结证。垂盆草中含有氰苷、黄酮类、甾醇类和三萜类等化合物。

黄酮类化合物可与铝盐、铅盐、镁盐等金属盐类试剂反应，生成有色配合物，可用可见分光光度法测定其含量。本实验利用黄酮类化合物在亚硝酸钠的碱性溶液中，与 Al^{3+} 产生高灵敏度的橙红色配合物，从而用可见分光光度法（比色法）测定垂盆草颗粒中总黄酮的含量。

三、仪器与试药

1. 紫外 – 可见分光光度计、分析天平、索氏提取器。

2. 50% 甲醇、5% 亚硝酸钠溶液、10% 硝酸铝溶液、1mol/L 氢氧化钠溶液，所有试液均为分析纯。

3. 芦丁对照品（中国食品药品检定研究院）。

4. 垂盆草颗粒（市售品）。

四、操作步骤

1. 对照品溶液的制备

取芦丁对照品适量，精密称定，加 50% 甲醇至刻度，摇匀，即得 0.2mg/mL 的对照品溶液。

2. 标准曲线的制备

精密量取对照品溶液 1mL、2mL、3mL、4mL、5mL、6mL，分别置于 25mL 量瓶中，各加 50% 甲醇至 6mL，加 5% 亚硝酸钠溶液 1mL，混匀，放置 6 分钟，加入 10% 硝酸铝溶液 1mL，混匀，放置 6 分钟，加入氢氧化钠试液 10mL，加 50% 甲醇至刻度，摇匀，放置 15 分钟，以相应的试剂作空白对照，照紫外 – 可见分光光度法，在 510nm 处测其吸收度，以对照品浓度为横坐标，吸光度为纵坐标，绘制标准曲线。

3. 供试品溶液的制备

取装量差异项下的本品，研细，取约 6g 或 3g（无蔗糖）精密称定，精密加 50% 甲醇 50mL，称定重量，加热回流 1 小时，放冷，再称定重量，用 50% 甲醇补足减失的重量，摇匀，滤过，精密量取续滤液 25mL，置 50mL 容量瓶中，加水至刻度，摇匀，即得。

4. 含量测定

精密量取对照品溶液 5mL，置 25mL 容量瓶中，照标准曲线制备项下的方法，自"加 50% 甲醇至 6mL"起，依法操作，测定吸光度，从标准曲线上读出供试品中以芦丁计的总黄酮的量。

本品每袋含总黄酮以芦丁（$C_{27}H_{30}O_{16}$）计，不得少于 17.0mg。

五、思考题

1. 紫外 – 分光光度法（比色法）操作的注意事项是什么？
2. 总黄酮与单体黄酮的测定方法有何不同？

六、中成药处方及制法

垂盆草颗粒

Chuipencao Keli

【处方】鲜垂盆草 20000g。

【制法】取鲜垂盆草，加水煎煮 1 小时，煎液滤过，滤液减压浓缩至相对密度为

1.24（60 ~ 65℃）的清膏，加等量 92% 乙醇，搅匀，静置 8 ~ 12 小时，取上清液，回收乙醇并浓缩至适量，加入蔗糖、糊精适量，混匀，制颗粒，干燥，制成 1000g；或加入糊精、甜菊素适量，混匀，制颗粒，干燥，制成 500g（无蔗糖），即得。

实验十九　滴定法测定万氏牛黄清心丸中硫化汞的含量

一、目的要求

1. 掌握沉淀滴定法的原理和操作步骤。
2. 掌握沉淀滴定法在中药丸剂定量分析中的应用。

二、实验原理

万氏牛黄清心丸为《中国药典》（2020 年版）一部收录品种，由牛黄、朱砂、黄连、黄芩、栀子、郁金等制成，其中朱砂主要成分为硫化汞，有毒，因此，制剂标准中对其进行含量测定并规定了硫化汞（HgS）的含量范围。本实验采用《中国药典》（2020 年版）万氏牛黄清心丸项下规定方法（沉淀滴定法）测定其硫化汞的含量。沉淀滴定法是以沉淀反应为基础的滴定分析方法。滴定时，以沉淀剂为标准溶液，与被测物作用形成难溶性化合物，根据滴定至终点时沉淀剂用量来计算被测物的含量。测定时必须先对样品进行消化处理，再加硫酸铁铵指示液，用硫氰酸铵滴定液滴定，计算。

三、仪器与试药

1. 酸式滴定管、电炉、分析天平。
2. 硝酸银、氯化钠、糊精、碳酸钙、荧光黄指示剂、硫氰酸铵、硝酸、硫酸铁铵、硫酸、硝酸钾、高锰酸钾、硫酸亚铁，均为分析纯；水为重蒸馏水。
3. 万氏牛黄清心丸（市售品）。

四、操作步骤

1. 硝酸银滴定液的配制与标定

（1）配制　取硝酸银 17.5g，加水适量使溶解成 1000mL，摇匀。

（2）标定　取在 110℃ 干燥至恒重的基准氯化钠约 0.2g，精密称定，加水 50mL 使溶解，再加糊精溶液（1→50）5mL、碳酸钙 0.1g 与荧光黄指示液 8 滴，用本液滴至浑浊由黄绿色变为微红色。每 1mL 硝酸银滴定液（0.1mol/L）相当于 5.844mg 的氯化钠，根据本液的消耗量与氯化钠的取用量，算出本液的浓度。

2. 硫氰酸铵滴定液的配制与标定

（1）配制　取硫氰酸铵 8.0g，加水使溶解成 1000mL，摇匀。

（2）标定　精密量取硝酸银滴定液（0.1mol/L）25mL，加水 50mL，硝酸 2mL，硫酸铁铵指示液 2mL，用本液滴定至溶液微显淡棕红色，经剧烈振摇后仍不褪色，即为终点。根据本液的消耗量算出本液的浓度。

3. 样品的测定

本品剪碎，取 5g，精密称定，置 250mL 凯氏烧瓶中，加硫酸 30mL 与硝酸钾 8g，加热溶液至近无色，放冷，转入 250mL 锥形瓶中，加水 50mL，分次洗涤烧瓶，洗液并入溶液中，加 1% 高锰酸钾溶液至显粉红色，2 分钟内不消失，再滴加 2% 硫酸亚铁溶液至红色消失后，加硫酸铁铵指示剂 2mL，用硫氰酸铵滴定液（0.1mol/L）滴定。每 1mL 硫氰酸铵滴定液（0.1mol/L）相当于 11.63mg 的硫化汞（HgS）。

本品每丸含朱砂以硫化汞（HgS）计，小丸应为 69 ~ 90mg，大丸应为 138 ~ 180mg。

计算式：样品中硫化汞（HgS）含量 $= CV_{\text{NH}_4\text{SCN}} \times 11.63 / W_{样}$

五、思考题

1. 本实验为何要对样品进行消化处理后再测定？
2. 常见的对有机样品进行消化处理的方法有几种？如何选择？

六、中成药处方及制法

万氏牛黄清心丸
Wanshi Niuhuang Qingxin Wan

【**处方**】牛黄 10g，朱砂 60g，黄连 200g，栀子 120g，郁金 80g，黄芩 120g。

【**制法**】以上六味，除牛黄外，朱砂水飞成极细粉；其余黄连等四味粉碎成细粉；将牛黄研细，与上述粉末配研，过筛，混匀。每 100g 粉末加炼蜜 100 ~ 120g 制成大蜜丸，即得。

实验二十　酸性染料比色法测定华山参片总生物碱的含量

一、目的要求

1. 掌握酸性染料比色法的实验原理及操作方法。
2. 熟悉中药片剂中总生物碱（以莨菪碱计）的测定方法及计算方法。

二、实验原理

华山参片为华山参浸膏片，其中莨菪碱（pK_a=9.65）、东莨菪碱（pK_a=6.20）等生物碱为其主要成分，本实验利用生物碱（B）在一定酸碱度的介质中（pH 值 4.0）与 H^+ 结合成盐（BH^+），在此条件下，一些酸性染料（HIn）解离为阴离子（In^-），与 BH^+ 阳离子定量结合成有色的离子对（$BH^+ \cdot In^-$）。此离子对可定量溶于某些有机溶剂。测定有机相的吸收度，以阿托品（莨菪碱的外消旋体）为对照品，用对照品比较法测定样品中总生物碱（以莨菪碱计）的含量。

三、仪器与试药

1. 可见分光光度计、分液漏斗、具塞锥形瓶、定量滤纸。

2. 枸橼酸 – 磷酸氢二钠缓冲液（pH 值 4.0）、0.04% 溴甲酚绿溶液（用上述缓冲液配制）、氯仿（分析纯）。

3. 硫酸阿托品［（$C_{17}H_{23}NO_3$）$_2$·H_2SO_4·H_2O］（中国食品药品检定研究院）。

4. 华山参片（市售品）。

四、操作步骤

1. 对照品溶液的制备

精密称取在 120℃ 干燥至恒重的硫酸阿托品，加水制成每 1mL 含莨菪碱 75μg 的溶液，即得。

2. 供试品溶液的制备

取本品 40 片，除去糖衣，精密称定，研细，精密称取适量（约相当于 12 片重量），置具塞锥形瓶内，精密加入枸橼酸 – 磷酸氢二钠缓冲液（pH 值 4.0）25mL，振摇 5 分钟，放置过夜，用干燥滤纸滤过，弃去初滤液，取续滤液，即得。

3. 样品的测定

精密量取供试品溶液与对照品溶液各 2mL，分别置分液漏斗中，各依次加入精密量取的枸橼酸 – 磷酸氢二钠缓冲液（pH 值 4.0）10mL，0.04% 溴甲酚绿溶液 2mL，摇匀，用 10mL 三氯甲烷振荡提取 5 分钟，待溶液完全分层后，分取三氯甲烷液，用三氯甲烷湿润的滤纸滤入 25mL 量瓶中，再用三氯甲烷提取 3 次，每次 5mL，依次滤入量瓶中，并用三氯甲烷洗涤滤纸，滤入量瓶中，加三氯甲烷至刻度，摇匀。分别在 415nm 波长处测定吸收度，计算，即得。

本品含生物碱以莨菪碱（$C_{17}H_{23}NO_3$）计，应为标示量的 80.0% ~ 120%（标示量为每片 0.12mg）。

五、思考题

1. 按下列方法配制对照品溶液，应称取干燥的硫酸阿托品多少毫克？称取一定量的干燥硫酸阿托品，用水定容到 25mL 后，精密吸取 5mL，再定容到 50mL，得每 1mL 相当于含莨菪碱 75μg 的溶液。［已知换算因子（$C_{17}H_{23}NO_3$）/（$C_{17}H_{23}NO_3$）$_2$·H_2SO_4=0.8551］

2. 酸性染料比色法的成败关键是什么？影响实验结果的因素有哪些？

3. 为什么在对照品和供试品溶液制备的操作中，例如振摇方法、次数、速度、力度及放置时间等均应尽量一致。

六、中成药处方及制法

华山参片

Huashanshen Pian

【处方】本品为华山参浸膏片。

【制法】取华山参，粉碎成粗粉，用含 0.1% 盐酸的乙醇作溶剂，浸渍 24 小时，进行渗漉，至漉液色淡为止，漉液减压浓缩至稠膏状，测定生物碱含量，加辅料适量，制成颗粒，压片，包糖衣，即得。

实验二十一　柱色谱 – 紫外分光光度法测定万氏牛黄清心丸中总生物碱的含量

一、目的要求

1. 掌握用连续回流提取法定量提取中药丸剂中生物碱的原理和操作方法。
2. 掌握柱色谱法净化样品和用吸收系数法测定盐酸小檗碱的实验原理和操作方法。

二、实验原理

用连续回流提取法将生物碱以盐的形式提取后，用氧化铝作净化剂进行液 – 固萃取净化处理，使提取液中具有紫外吸收的黄酮类及其他极性大的干扰组分保留于柱上，小檗碱、药根碱等原小檗碱型生物碱被洗脱，以消除干扰。盐酸小檗碱在 345nm±1nm 处有最大吸收，在此波长处测定洗脱液的吸收度，以吸收系数法按盐酸小檗碱含量计算总生物碱含量。

三、仪器与试药

1. 分析天平、恒温水浴锅、分光光度计，量瓶、三角瓶、烧杯、刻度吸管、量筒、索氏提取器、色谱柱。
2. 色谱用中性氧化铝，其他试剂均为分析纯。
3. 万氏牛黄清心丸（市售品）。

四、操作步骤

1. 提取

取剪碎的万氏牛黄清心丸约 4g，精密称定，置索氏提取器中，加盐酸 – 甲醇（1:100）适量，加热回流提取至提取液无色，提取液移至 50mL 量瓶中，用盐酸 – 甲醇（1:100）稀释至刻度，摇匀。

2. 净化

精密量取上述提取液 5mL，置氧化铝柱（内径约 0.9cm，中性氧化铝 5g，湿法装柱，用 30mL 乙醇预洗）上，用 25mL 乙醇洗脱，收集洗脱液，置 50mL 量瓶中，用乙醇稀释至刻度，摇匀。

3. 测定

精密量取上述净化液 2mL，置 50mL 量瓶中，加 0.05mol/L 硫酸溶液稀释至刻度，摇匀。以 2mL 乙醇及 0.05mol/L 硫酸液稀释至 50mL 的混合液为空白对照，用 1cm 比色池，在 345nm 波长处测定吸收度。按盐酸小檗碱（$C_{20}H_{17}NO_4 \cdot HCl$）的吸收系数（$E_{1cm}^{1\%}$）为 728 计算即得。本品按干燥品计算，含总生物碱以盐酸小檗碱计，不得少于 1.7%。

五、思考题

1. 本实验操作中应注意哪些问题？
2. 欲证明此方法的可靠性，须做什么试验？如何设计？

六、中成药处方及制法

万氏牛黄清心丸
Wanshi Niuhuang Qingxin Wan

【处方】牛黄 10g，朱砂 60g，黄连 200g，栀子 120g，郁金 80g，黄芩 120g。

【制法】以上六味，除牛黄外，朱砂水飞成极细粉；其余黄连等四味粉碎成细粉；将牛黄研细，与上述粉末配研，过筛，混匀。每 100g 粉末加炼蜜 100 ～ 120g 制成大蜜丸，即得。

实验二十二 产复康颗粒中水苏碱的含量测定

一、目的要求

1. 掌握雷氏盐比色法测定中药颗粒剂中生物碱的含量。
2. 熟悉标准对照法在中药颗粒剂定量分析中的应用。

二、实验原理

产复康颗粒由益母草、当归、人参、黄芪等制成。益母草中含有益母草碱、水苏碱等生物碱类成分，可与雷氏盐（硫氰酸铬铵）生成沉淀，雷氏盐在 525nm 处有最大吸收。在供试品中加入过量的雷氏盐，将生物碱沉淀，滤过，取滤液测定剩余雷氏盐的吸收度，计算与空白对照溶液的吸收度差值，间接计算生物碱的含量。

三、仪器与试药

1. 分光光度计、分析天平（万分之一）、水浴锅、超声波提取器。
2. 乙醇、2% 硫氰酸铬铵溶液、0.1mol/L 盐酸、活性炭。
3. 水苏碱对照品（中国食品药品检定研究院）。
4. 产复康颗粒（市售品）。

四、操作步骤

1. 对照品溶液的制备

取水苏碱对照品适量，精密称定，加 0.1mol/L 盐酸溶液制成每 1mL 含 1mg 的溶液，即得。

2．供试品溶液的制备

取装量差异项下的本品内容物，混匀，取适量，研细，取约 12g 或 3g（无蔗糖），精密称定，置具塞锥形瓶中，精密加入乙醇 50mL，超声处理（功率 300W，频率 40kHz）30 分钟，滤过、精密量取续滤液 25mL，置 50mL 烧杯中，置水浴上蒸干，残渣中精密加入 0.1mol/L 盐酸溶液 10mL 使溶解，即得。

3．样品的测定

取上述对照品溶液和供试品溶液，各加活性炭 0.5g，置水浴上加热 1 分钟，搅拌，滤过，滤液分别置 25mL 量瓶中，用 0.1mol/L 盐酸溶液 10mL 分次洗涤烧杯和滤器，洗涤液并入各自的量瓶中；另取 0.1mol/L 盐酸溶液 20mL 置另一 25mL 量瓶中，作为空白对照溶液。在上述三种溶液中精密加入 2% 硫氰酸铬铵溶液（临用前配制）3mL，摇匀，加 0.1mol/L 盐酸溶液至刻度，摇匀，置冰浴中，放置 1 小时，用干燥滤纸滤过，取续滤液；以 0.1mol/L 盐酸溶液为空白对照。按紫外 – 可见分光光度法，在 525nm 波长处分别测定吸光度，用空白溶液的吸光度分别减去对照品溶液与供试品溶液的吸光度，计算，即得。

五、思考题

1．本法测定的生物碱含量是否为水苏碱含量？
2．是否可用雷氏盐生物碱沉淀物测定含量，如何操作？

六、中成药处方及制法

产复康颗粒
Chanfukang Keli

【处方】益母草 333.33g，当归 150g，人参 50g，黄芪 150g，何首乌 166.67g，桃仁 100g，蒲黄 100g，熟地黄 166.67g，醋香附 133.33g，昆布 83.33g，白术 83.33g，黑木耳 83.33g。

【制法】以上十二味，加水煎煮两次，每次 2 小时，合并煎液，滤过，滤液浓缩至适量，加入适量的红糖和糊精，制成颗粒，干燥，制成 1000g；或加入适量的糊精和甜菊素，制成颗粒，干燥，制成 250g，即得。

实验二十三　槐花中总黄酮的含量测定

一、实验目的

1．熟悉槐花药材的薄层色谱鉴别法。
2．掌握比色法测定槐花药材中总黄酮含量的方法及原理。

二、实验原理

槐花为豆科植物槐 *Sophora japonica* L. 的干燥花及花蕾。夏季花开放或花蕾形成时采收，及时干燥，除去枝、梗及杂质。前者习称"槐花"，后者习称"槐米"。

槐花药材的主要有效成分是黄酮类化合物，其中芦丁的含量最高，所以槐花药材的鉴别及含量测定均以芦丁为指标成分。

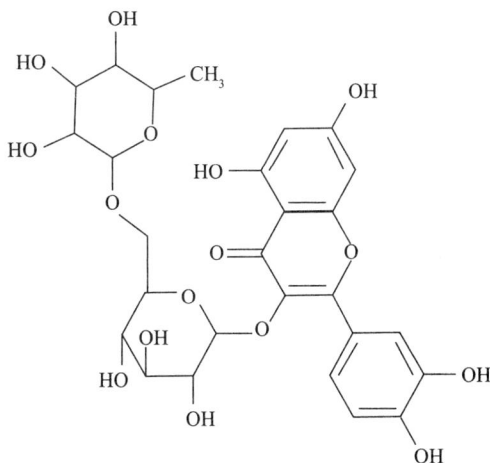

芦丁（$C_{27}H_{30}O_{16}$，610.51）

黄酮类化合物在碱性条件下与铝盐发生配位反应，生成红色配位化合物，使得最大吸收波长红移至可见光区，且具有较大的吸收系数。黄酮类与铝盐的配位反应是定量完成的，因此可采用比色法测定槐花药材中总黄酮的含量，避免其他非黄酮成分对准确度的影响。

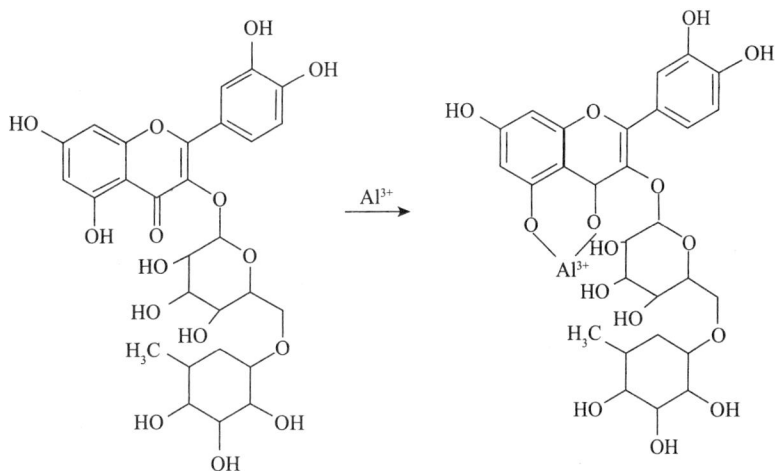

黄酮类配位反应

三、仪器与试药

1. 紫外 – 可见分光光度计，三用紫外分析仪，具塞试管，索氏提取器，硅胶 G 薄层板。

2. 三氯化铝试液，5% 亚硝酸钠溶液，10% 硝酸铝溶液，氢氧化钠溶液，甲醇，乙酸乙酯，甲酸，乙醚。

3. 芦丁对照品（中国食品药品检定研究院）。

4. 槐花药材（市售品）。

四、实验步骤

1. 薄层色谱鉴别

（1）供试品溶液的制备　取槐花粉末 0.2g，置具塞试管中，加甲醇 5mL，密塞，振摇 10 分钟，滤过，取滤液作为供试品溶液。

（2）对照品溶液的制备　取芦丁对照品适量，加甲醇成浓度 4mg/mL 的溶液，作为对照品溶液。

（3）薄层层析　定量吸取两种溶液各 10μL，分别点于同一硅胶 G 薄层板上，以乙酸乙酯 – 甲酸 – 水（8∶1∶1）为展开剂，展开，取出，晾干，喷以三氯化铝试液，待溶剂挥干后，置紫外光灯（365nm）下检视，供试品色谱中，在与对照品色谱相应的位置上，显相同颜色的荧光斑点。

2. 总黄酮含量测定

（1）对照品溶液的制备　取芦丁对照品 50mg，精密称定，置 25mL 量瓶中，加甲醇适量，置水浴上微热使溶解，放冷，加甲醇至刻度，摇匀。精密量取 10mL，置 100mL 量瓶中，加水至刻度，摇匀，即得（每 1mL 中含芦丁 0.2mg）。

（2）标准曲线的制备　精密量取对照品溶液 1mL、2mL、3mL、4mL、5mL 与 6mL，分别置 25mL 量瓶中，各加水至 6.0mL，加 5% 亚硝酸钠溶液 1mL，混匀，放置 6 分钟，加 10% 硝酸铝溶液 1mL，摇匀，放置 6 分钟，加氢氧化钠溶液 10mL，再加水至刻度，摇匀，放置 15 分钟，以相应的试剂为空白对照，按紫外 – 可见分光光度法在 500nm 波长处测定吸收度，以吸收度为纵坐标，浓度为横坐标，绘制标准曲线。

（3）样品的测定　取槐花粗粉约 1g，精密称定，置索氏提取器中，加乙醚适量，加热回流至提取液无色，放冷，弃去乙醚液。再加甲醇 90mL，加热回流至提取液无色，放冷，移置 100mL 量瓶中，用少量甲醇洗涤容器，洗液并入同一量瓶中，加甲醇至刻度，摇匀。精密量取 10mL，置 100mL 量瓶中，加水至刻度，摇匀。精密量取 3mL，置 25mL 量瓶中，按标准曲线的制备项下的方法，自"加水至 6.0mL"起，依法测定吸光度，从标准曲线上读出供试品溶液中含芦丁的重量（μg），计算，即得。

槐花按干燥品计算，含总黄酮以芦丁（$C_{27}H_{30}O_{16}$）计，槐花不得少于 8.0%，槐米不得少于 20.0%。

五、思考题

1. 槐花含量测定中，为何先用乙醚回流提取并将提取液弃去？
2. 简述比色法测定槐花药材总黄酮含量的实验原理。

实验二十四　清开灵注射液中总胆酸及栀子苷的含量测定

一、目的要求

1. 掌握注射剂的含量测定方法。
2. 熟悉动物药成分分析方法。

二、实验原理

清开灵注射液主要含有牛黄（用牛胆酸、猪去氧胆酸代替）、水牛角粉、珍珠母、黄芩苷、金银花、栀子等。

中药注射剂系指中药材经提取、精制而成的可供注射的无菌溶液（或供临用配成溶液的无菌粉末），大多数成分复杂，分析难度较大，对于成分已知、结构明确的制剂可根据其理化性质选择测定物，对于成分尚未弄清的，可从中选一两类认为具有活性的成分（或指标成分）进行分析。也要考虑添加剂的影响，排除干扰。

按投料量每 1mL 注射液含总胆酸为 7mg 计。胆酸和去氧胆酸与香草醛在硫酸作用下生成糖醛类衍生物，在 520nm 波长处有最大吸收，可用分光光度法测定。栀子苷按高效液相色谱法测定。

三、仪器与试药

1. 紫外 – 可见分光光度计、离心机、1mL 移液管；高效液相色谱仪。
2. 冰醋酸、浓硫酸、浓盐酸、香草醛、乙醇（分析纯）、磷酸、甲醇，8%（W/V）香草醛试液；乙腈 – 水（10：90）。
3. 胆酸与猪去氧胆酸对照品；栀子苷对照品（中国食品药品检定研究院）。
4. 清开灵注射液（市售品）。

四、操作步骤

1. 总胆酸

（1）分光光度法

①对照品溶液的配制：精密称取胆酸对照品 32.5mg，猪去氧胆酸对照品 37.5mg，用冰醋酸定容成 100mL（0.7mg/mL）的溶液，摇匀，备用。

②供试品溶液的制备：精密吸取样品溶液 1mL，置离心管中，滴加 6mol/L 盐酸 1 滴，搅拌使充分沉淀，离心分离，弃去上清液，用 0.2mol/L 盐酸 10mL 洗 2 次，离心，洗液弃去，沉淀用冰醋酸溶解，定量转移到 10mL 量瓶中，用冰醋酸稀释至刻度，摇匀，备用。

③标准曲线的制备：精密量取总胆酸标准品溶液 0.1mL、0.2mL、0.3mL、0.4mL、0.5mL，分别置于具塞刻度试管（或 50mL 量瓶）中，分别加冰醋酸稀释到 0.5mL，另取 0.5mL 冰醋酸作空白对照溶液，分别加入 8% 香草醛乙醇溶液 0.5mL，在水浴中用 80% 硫酸稀释到 6mL，摇匀，置 70℃水浴加热 10 分钟，取出冷却，用 1cm 比色皿在 520nm 波长处测定吸收度，求出回归方程和相关系数（同时用坐标纸做标准曲线）。

④样品的测定：取样品溶液 0.3mL，置刻度试管（或 50mL 量瓶）中，用冰醋酸稀释到 0.5mL，以下操作同"标准曲线的制备"，测定吸收度，代入回归方程或用内插法求得 $C_{样}$。根据总胆酸含量（%）= $C_{样}$ ×10/ 标示量 ×100%，计算即得。

（2）液相色谱法

①色谱条件：以十八烷基硅烷键合硅胶为填充剂；以甲醇 – 乙腈 –0.1% 甲酸溶液（68：17：15）为流动相；用蒸发光散射检测器检测。理论塔板数按胆酸峰计算应不低于 4000。

②对照品溶液的制备：取胆酸对照品、猪去氧胆酸对照品适量，精密称定，加甲醇制成每 1mL 含 0.2mg 和猪去氧胆酸 0.1mg 的混合溶液，即得。

③供试品溶液的制备：精密量取本品 1mL，置 10mL 量瓶中，加甲醇稀释至刻度，摇匀，滤过，取续滤液，即得。

④样品的测定：分别精密吸取对照品溶液 5μL、15μL，供试品溶液 10μL，注入液相色谱仪，测定，以外标两点法对数方程计算，即得。

本品每 1mL 含胆酸（$C_{24}H_{40}O_5$）应为 1.50 ~ 3.25mg；含猪去氧胆酸（$C_{24}H_{40}O_4$）应为 1.00 ~ 3.20mg。

2. 栀子

（1）色谱条件　以十八烷基硅烷键合硅胶为填充剂；以乙腈 – 水（10：90）为流动相；检测波长 238nm。理论板数按栀子苷峰计算应不低于 3000。

（2）对照品溶液的制备　取栀子苷对照品适量，精密称定，加甲醇制成每 1mL 含 30μg 的溶液，即得。

（3）供试品溶液的制备　精密量取本品 5mL，置 50mL 量瓶中，加甲醇稀释至刻度，摇匀，滤过，取续滤液，即得。

（4）样品的测定　分别精密吸取对照品溶液与供试品溶液各 10μL，注入高效液相色谱仪，测定，即得。

五、思考题

1. 中药注射剂需要检查哪些项目？

2. 本实验中使用的酸溶液较多，分别说明它们的作用。

六、中成药处方及制法

清开灵注射液
Qingkailing Zhusheye

【**处方**】胆酸 3.25g，珍珠母（粉）50.0g，猪去氧胆酸 3.75g，栀子 25.0g，水牛角（粉）25.0g，板蓝根 200.0g，黄芩苷 5.0g，金银花 60.0g。

【**制法**】以上八味，板蓝根加水煎煮两次，每次 1 小时，合并煎液，滤过，滤液浓缩至 200mL，加乙醇使含醇量达 60%，冷藏，滤过，滤液回收乙醇，加水，冷藏备用。栀子加水煎煮两次，第一次 1 小时，第二次 0.5 小时，合并煎液，滤过，滤液浓缩至 25mL，加乙醇使含醇量达 60%，冷藏，滤过，滤液回收乙醇，加水，冷藏备用。金银花加水煎煮两次，每次 0.5 小时，合并煎液，滤过，滤液浓缩至 60mL，加乙醇使含醇量达 75%，滤过，滤液调节 pH 值至 8.0，冷藏，回收乙醇，再加乙醇使含醇量达 85%，冷藏，滤过，滤液回收乙醇，加水，冷藏备用。水牛角粉用氢氧化钡溶液、珍珠母粉用硫酸分别水解 7 ~ 9 小时，滤过，合并滤液，调节 pH 值至 3.5 ~ 4.0，滤过，滤液加乙醇使含醇量达 75%，滤过，滤液调节 pH 值至 8.0，冷藏，回收乙醇，再加乙醇使含醇量达 85%，冷藏，滤过，滤液回收乙醇，加水，冷藏备用。水牛角粉用氢氧化钡溶液、珍珠母粉用硫酸分别水解 7 ~ 9 小时，滤过，合并滤液，调节 pH 值至 3.5 ~ 4.0，滤过，滤液加乙醇使含醇量达 60%，冷藏，滤过，滤液回收乙醇，加水，冷藏备用。将栀子液、板蓝根液和水牛角、珍珠母水解混合液合并后，加到胆酸、猪去氧胆酸的 75% 乙醇溶液中，混匀，加乙醇使含醇量达 75%，调节 pH 值至 7.0，冷藏，滤过，滤液回收乙醇，加水，冷藏备用。黄芩苷用注射用水溶解，调 pH 值至 7.5，加入金银花提取液，混匀，与上述各备用液合并，混匀，并加注射用水至 1000mL，再经活性炭处理后，冷藏，灌封，灭菌，即得。

实验二十五　气相色谱法测定冠心苏合胶囊中冰片含量

一、目的要求

1. 掌握气相色谱法测定中药制剂中成分含量的方法和原理。
2. 熟悉气相色谱仪进行含量测定的操作过程。

二、实验原理

冠心苏合香胶囊由苏合香、冰片、乳香、檀香和土木香制成。冰片为龙脑和异龙脑的混合物，具有挥发性。因此，本实验采用气相色谱法，对冠心苏合胶囊中所含的冰片进行测定，并用内标法计算含量。

三、仪器与试药

1. 气相色谱仪、微量进样器。
2. 乙酸乙酯、正十五烷。
3. 冰片对照品（中国食品药品检定研究院）。
4. 冠心苏合香胶囊（市售品）。

四、操作步骤

1. 色谱条件

聚乙二醇 20000（PEG-20M）毛细管柱（柱长为 30m，柱内径为 0.32mm，膜厚度为 0.25μm），柱温为 140℃。

2. 校正因子的测定

取正十五烷适量，精密称定，加乙酸乙酯制成每 1mL 含 7mg 的溶液，作为内标溶液。另取冰片对照品 10mg，精密称定，置 5mL 量瓶中，精密加入内标溶液 1mL，加乙酸乙酯至刻度，摇匀，吸取 1μL，注入气相色谱仪，测定，计算校正因子。

3. 供试品溶液的制备

取装量差异项下的样品，混匀，取约 1.5g，精密成定，置具塞锥形瓶中，精密加入水饱和的乙酸乙酯 25mL，密塞，称定重量，超声处理（功率 300W，频率 50kHz）20 分钟，放冷，再称定重量，用乙酸乙酯补足减失的重量，摇匀，过滤。精密量取续滤液 1mL，置 5mL 量瓶中，精密加入内标溶液 1mL，加乙酸乙酯至刻度，摇匀，即得。

4. 测定与结果计算

吸取 1μL，注入气相色谱仪，测定，以龙脑、异龙脑峰面积之和计算冰片的含量。

校正因子（f）：

$$f = \frac{C_{冰片}/A_{冰片}}{C_{正十五烷}/A_{正十五烷}} \tag{1}$$

式（1）中，$C_{冰片}$ 表示冰片对照品溶液的浓度；$A_{冰片}$ 表示冰片对照品溶液中冰片的峰面积；$C_{正十五烷}$ 表示冰片对照品溶液中内标物的浓度；$A_{正十五烷}$ 表示冰片对照品溶液中内标物的峰面积；

样品含量（w）：

$$w = \frac{f \times \dfrac{A'_{冰片}}{A'_{正十五烷}} \times C'_{正十五烷} \times 5 \times 25}{m_{供试品}} \times 100\% \tag{2}$$

式（2）中，$A'_{冰片}$ 和 $A'_{正十五烷}$ 分别表示供试品溶液中冰片的峰面积和内标物的峰面积，$C'_{正十五烷}$ 表示供试品溶液中内标物的浓度，$V_{供试品}$ 表示供试品溶液的体积，$m_{供试品}$ 表示供试品的质量，单位为 g。

五、思考题

1. 气相色谱仪常用的检测器有几种？并说明其特点。
2. 含哪些成分的中药制剂可以用气相色谱法分析？毛细管气相色谱的优点有哪些？

六、中成药处方及制法

冠心苏合胶囊
Guanxin Suhe Jiaonang

【处方】苏合香 25g，冰片 52.5g，醋乳香 52.5g，檀香 105g，土木香 105g。

【制法】以上五味，醋乳香、冰片、檀香、土木香分别粉碎成细粉；苏合香与上述粉末配研，与适量的淀粉混匀，装入胶囊，制成 1000 粒。或以上五味，醋乳香、檀香、土木香粉碎成细粉；混匀，苏合香用适量的乙醇调匀，加入上述细粉中，加入适量淀粉浆，制颗粒，干燥；将冰片加入适量淀粉，粉碎成细粉，与上述颗粒混匀，装入胶囊，制成 1000 粒，即得。

实验二十六　气相色谱法鉴别伤湿止痛膏

一、目的要求

1. 掌握气相色谱法定性的原理及应用。
2. 熟悉气相色谱法鉴别的操作方法。

二、实验原理

伤湿止痛膏由伤湿止痛流浸膏、水杨酸甲酯、薄荷脑、冰片、樟脑、芸香浸膏、颠茄流浸膏制成。在用气相色谱进行鉴别时，在相同的仪器操作条件和方法下，相同的物质应有相同的保留时间。本实验用气相色谱定性鉴别伤湿止痛膏中的樟脑、薄荷脑、冰片、水杨酸甲酯这四种成分，因此，在气相色谱图中，这四种成分应分别与其对照品色谱峰有相同的保留时间。

三、仪器与试药

1. 气相色谱仪、微量注射器。
2. 樟脑、薄荷脑、冰片、水杨酸甲酯对照品（中国食品药品检定研究院）。
3. 伤湿止痛膏（市售品）。

四、操作步骤

1. 色谱条件
聚乙二醇 20000 毛细管柱（柱长为 30m，柱内径为 0.32mm，膜厚度为 0.25μm），柱温为 125℃。

2. 供试品溶液的制备

取本品适量，剪成小块，除去盖衬，取 2g，置具塞锥形瓶中，加乙酸乙酯 50mL，密塞，超声处理 30 分钟，滤过，滤液作为供试品溶液。

3. 标准溶液的制备

取樟脑对照品、薄荷脑对照品、冰片对照品与水杨酸甲酯对照品，加乙酸乙酯制成每 1mL 含樟脑 0.4mg、薄荷脑和冰片各 0.2mg 及水杨酸甲酯 0.3mg 的混合溶液，作为对照品溶液。

4. 样品的测定

分别吸取对照品溶液和供试品溶液各 2μL，注入气相色谱仪。供试品色谱中应呈现与对照品色谱峰保留时间相同的色谱峰。

五、思考题

1. 气相色谱仪常用的检测器有几种？说明其特点。

2. 含哪些成分的中药制剂可以用气相色谱法分析？毛细管气相色谱的优点有哪些？

六、中成药处方及制法

伤湿止痛膏
Shangshi Zhitong Gao

【**处方**】伤湿止痛流浸膏 50g，水杨酸甲酯 15g，薄荷脑 10g，冰片 10g，樟脑 20g，芸香浸膏 12.5g，颠茄流浸膏 30g。

【**制法**】以上七味，伤湿止痛流浸膏系取生草乌、生川乌、乳香、没药、生马钱子、丁香各 1 份，肉桂、荆芥、防风、老鹳草、香加皮、积雪草、骨碎补各 2 份，白芷、山奈、干姜各 3 份，粉碎成粗粉，用 90% 乙醇制成相对密度约为 1.05 的流浸膏；按处方量称取各药，另加 3.7 ~ 4.0 倍重的由橡胶、松香等制成的基质，制成涂料。进行涂膏，切段，盖衬，切成小块，即得。

实验二十七　气相色谱法测定复方丹参片中冰片的含量

一、目的要求

掌握气相色谱法测定中药片剂中挥发性成分含量的原理和方法。

二、实验原理

复方丹参片由三七、丹参、冰片组成，其中冰片为龙脑和异龙脑的混合物，具挥发性。本实验采用气相色谱法对该制剂中冰片进行测定，并用内标法计算含量。

三、仪器与试药

1. 气相色谱仪（FID检测器）、毛细管色谱柱（PEG-20M）、微量进样器（气相色谱用10μL）、离心机。
2. 冰片对照品、正十五烷、乙酸乙脂（分析纯）。
3. 复方丹参片（市售品）。

四、操作步骤

1. 色谱条件

以聚乙二醇20000（PEG-20M）为固定相，固定液浓度为10%，柱温120℃，载气为N_2，流速为45mL/min，FID检测器。

2. 校正因子测定

（1）内标溶液的配制　取正十五烷70mg，置50mL量瓶中，加乙酸乙酯至刻度，摇匀，作为内标溶液。

（2）对照溶液的配制　取冰片对照品8mg，精密称定，置5mL量瓶中，精密加入内标溶液至刻度，摇匀，作为冰片对照溶液。

（3）测定校正因子　取冰片对照液1μL注入气相色谱仪，测定至少5次，计算校正因子。

3. 样品的测定

取本品10片，精密称定，研细，取1片重的粉末，精密称定，置具塞试管中，精密加入内标溶液5mL，密塞。超声处理10分钟，离心，取上清液1μL。注入气相色谱仪，测定。按内标法以峰面积计算含量。

校正因子计算公式

$$f = \frac{A_S / C_S}{A_R / C_R}$$

式中，A_S为进样对照溶液色谱图中内标物正十五烷的峰面积；C_S为进样对照溶液中内标物正十五烷的浓度；A_R为进样对照溶液色谱图中对照品冰片的峰面积；C_R为进样对照溶液中对照品冰片的浓度。

$$每片冰片含量的计算（mg）= f \times \frac{A_X}{A'_S / C'_S} \times V / m_S \times \overline{M}$$

式中，f为校正因子；A'_S为进样供试品溶液色谱图中内标物正十五烷的峰面积；C'_S为进样供试品溶液中内标物正十五烷的浓度；A_X为进样供试品溶液色谱图中冰片的峰面积；V为供试品溶液的总体积；m_S为供试品的取样量；$\overline{M}$为平均片重。

五、数据记录与处理

	1号	2号

取样量：＿＿＿＿＿＿g　　＿＿＿＿＿＿g

供试品色谱中冰片的峰面积：＿＿＿＿＿＿　　＿＿＿＿＿

供试品色谱中内标物的峰积：＿＿＿＿＿＿

对照品浓度：＿＿＿＿＿＿ μg/mL

对照品色谱峰面积：＿＿＿＿＿＿

内标物浓度：＿＿＿＿ μg/mL

内标物色谱峰面积：＿＿＿＿＿＿

1号样品中冰片的含量 ＝＿＿＿＿＿

2号样品中冰片的含量 ＝＿＿＿＿＿

样品中冰片的含量平均值 ＝＿＿＿＿＿

结论：

本品每片含冰片以龙脑（$C_{10}H_{18}O$）计，为 ＿＿＿＿＿ mg。

六、思考题

1. 做气相色谱实验时，为什么要先开通氮气，后开机；结束时先关机，后关氮气？

2. 采用气相色谱法测定中药制剂有效成分含量时，为何常用内标法测定？

七、中成药处方及制法

复方丹参片
Fufang Danshen Pian

【处方】丹参450g，三七141g，冰片8g。

【制法】以上三味，丹参加乙醇加热回流1.5小时，提取液滤过，滤液回收乙醇并浓缩至适量，备用；药渣加50%乙醇加热回流1.5小时，提取液滤过，滤液回收乙醇并浓缩至适量，备用；药渣加水煎煮2小时，煎液滤过，滤液浓缩至适量。三七粉碎成细粉，与上述浓缩液和适量的辅料制成颗粒，干燥。冰片研细，与上述颗粒混匀，压制成333片，包薄膜衣；或压制成1000片，包糖衣或薄膜衣，即得。

实验二十八　气相色谱法测定疏痛安涂膜剂中薄荷脑的含量

一、目的要求

1. 掌握气相色谱法测定中药涂膜剂中挥发性成分含量的方法和原理。

2. 熟悉气相色谱仪进行含量测定的操作过程。

二、实验原理

疏痛安涂膜剂由透骨草、伸筋草、红花、薄荷脑制成，其中薄荷脑具挥发性。因此本实验采用气相色谱法，对疏痛安涂膜剂中所含薄荷脑进行测定，并计算含量。

三、仪器与试药

1. 气相色谱仪（FID）、微量进样器。
2. 乙酸乙酯（分析纯）。
3. 薄荷脑对照品（中国食品药品检定研究院）。
4. 疏痛安涂膜剂（市售品）。

四、操作步骤

1. 色谱条件与系统适应性

以聚乙二醇 20000（PEC–20M）毛细管柱（柱长 30m，内径为 0.32mm，膜厚度为 0.25μm）；柱温为 120℃。分流进样，分流比为 6∶1。载气为 N_2，柱前压 100kPa 左右，H_2 50kPa，空气 50kPa，FID 检测器。理论塔板数按薄荷脑峰计算应不低于 5000。

2. 对照溶液的配制

取薄荷脑对照品适量，精密称定，加乙酸乙酯制成每 1mL 含 1mg 的溶液。

3. 供试品溶液的制备

取本品 20g，精密称定，置具塞锥形瓶中，加水 10mL，混匀，加乙酸乙酯 30mL，密塞，超声处理（功率 300W，频率 40kHz）30 分钟，转移至分液漏斗中，分取乙酸乙酯层，水层用乙酸乙酯提取 3 次（20mL、15mL、15mL），合并乙酸乙酯液，转移至 100mL 量瓶，加乙酸乙酯至刻度，摇匀，即得。

4. 样品的测定

分别精密吸取对照品溶液与供试品溶液各 1μL，注入气相色谱仪，测定，即得。

$$薄荷脑含量的计算（mg/g）= \frac{A_X}{A_R} \times C_R \times V/m_{样}$$

式中，A_X 为进样供试品溶液色谱图中薄荷脑的峰面积；A_R 为进样对照品液中薄荷脑的浓度；C_R 为进样对照溶液中薄荷脑的浓度；V 为供试品溶液的总体积；$m_{样}$ 为供试品的取样量。

五、思考题

本实验样品除了用 GC 法测定之外，还可以用什么方法进行测定？

六、中成药处方及制法

疏痛安涂膜剂
Shutong' an Tumoji

【处方】透骨草 143g，伸筋草 143g，红花 48g，薄荷脑 6.7g。

【制法】以上四味，除薄荷脑外，其余透骨草等三味加水适量，用稀醋酸调节 pH 值至 4 ~ 5，煎煮三次，每次 1 小时，煎液滤过，滤液合并，浓缩至相对密度为 1.12 ~ 1.16（80℃），加乙醇使含醇量达 60%，放置过夜，滤过，滤液备用。另取聚乙烯醇（药膜树脂 04）100g，加 50% 乙醇适量使溶解，加入上述备用液，再加薄荷脑及甘油 8.3g，搅匀，加 50% 乙醇调整总量至 1000mL，即得。

实验二十九　气相色谱法测定十滴水中樟脑和桉油精的含量

一、目的要求

1. 掌握气相色谱法测定中药酊剂中挥发性成分含量的方法和原理。
2. 熟悉气相色谱仪进行含量测定的操作过程。

二、实验原理

十滴水由樟脑、干姜、大黄、小茴香、肉桂、辣椒、桉油制成。其中樟脑、桉油精具挥发性。因此本实验采用气相色谱法，对十滴水中所含樟脑和桉油精进行测定，并计算含量。

三、仪器与试药

1. 气相色谱仪（FID）、微量进样器。
2. 环己酮、70% 乙醇（分析纯）。
3. 樟脑对照品、桉油精对照品（中国食品药品检定研究院）。
4. 十滴水（市售品）。

四、操作步骤

1. 色谱条件与系统适用性

以改性聚乙二醇 20000（PEG–20M）毛细管柱（柱长 30m，内径为 0.53mm，膜厚度为 1μm）；柱温为程序升温，初始温度为 65℃，以每分钟 6℃的速率升温至 155℃。载气为 N_2，柱前压 100kPa 左右，H_2 50kPa，空气 50kPa，FID 检测器。理论塔板数按樟脑峰计算应不低于 12000。

2. 校正因子的测定

取环己酮适量，精密称定，加 70% 乙醇制成每 1mL 含 10mg 的溶液，作为内标溶液。分别取樟脑对照品 20mg、桉油精对照品 10mg，精密称定，置同一 10mL 量瓶中，精密加入内标溶液 1mL，加 70% 乙醇至刻度，摇匀。吸取 1μL，注入气相色谱仪，计算校正因子。

3. 样品的测定

取十滴水作为供试品溶液，精密量取 1mL，置 10mL 量瓶中，精密加入内标溶液 1mL，加 70% 乙醇至刻度，摇匀。吸取 1 ~ 2μL，注入气相色谱仪，测定，即得。

校正因子计算公式：

$$f = \frac{A_S/C_S}{A_R/C_R}$$

式中，A_S 为进样对照溶液色谱图中内标物环己酮的峰面积；C_S 为进样对照溶液中内标物环己酮的浓度；A_R 为进样对照溶液色谱图中待测物质对照品的峰面积；C_R 为进样对照溶液中待测物质对照品的浓度。

$$冰片含量的计算(mg/mL) = f \times \frac{A_X}{A'_S/C'_S} \times V/m_S$$

式中，f 为校正因子；A'_S 为进样供试品溶液色谱图中内标物环己酮的峰面积；C'_S 为进样供试品溶液中内标物环己酮的浓度；A_X 为进样供试品溶液色谱图中待测成分的峰面积；V 为供试品溶液的总体积；m_S 为供试品的取样量。

五、思考题

1. 气相色谱仪常用的检测器有哪几种？并说明其特点。
2. 含哪些成分的中药制剂可以用气相色谱法分析？毛细管气相色谱的优点有哪些？

六、中成药处方及制法

十滴水
Shidi Shui

【处方】樟脑 25g，干姜 25g，大黄 20g，小茴香 10g，肉桂 10g，辣椒 5g，桉油 12.5mL。

【制法】以上七味，除樟脑和桉油外，其余干姜等五味粉碎成粗粉，混匀，用 70% 乙醇作溶剂，浸渍 24 小时后进行渗漉，收集渗漉液约 750mL，加入樟脑和桉油，搅拌使完全溶解，再继续收集渗漉液至 1000mL，搅匀，即得。

实验三十　气相色谱法测定藿香正气水中的乙醇含量

一、目的要求

1. 掌握气相色谱法的原理及方法。
2. 掌握气相色谱法测定藿香正气水中乙醇含量的操作方法。

二、实验原理

藿香正气水为酊剂，制备过程中所用溶剂为乙醇，由于制剂中含乙醇量的高低对于制剂中有效成分的含量、所含杂质的类型和数量，以及制剂的稳定性等都有影响，所以《中国药典》规定对该类制剂需做乙醇含量检查。乙醇具有挥发性，故采用气相色谱法测定制剂中乙醇的含量。

三、仪器与试药

1. 气相色谱仪。
2. 无水乙醇、正丙醇。
3. 藿香正气水（市售品）。

四、操作步骤

1. 标准溶液的制备

精密量取恒温至20℃的无水乙醇和正丙醇各5mL，加水稀释成100mL，混匀，即得。

2. 供试品溶液的制备

精密量取恒温至20℃的藿香正气水10mL和正丙醇5mL，加水稀释成100mL，混匀，即得。

3. 校正因子的测定

取标准溶液2μL，连续进样三次，记录对照品无水乙醇和内标物质正丙醇的峰面积。按下式计算校正因子

$$f = \frac{A_s/C_s}{A_r/C_r}$$

式中，A_s 为内标物质正丙醇的峰面积；A_r 为对照品中无水乙醇的峰面积；C_s 为内标物质正丙醇的浓度；C_r 为对照品中无水乙醇的浓度。取三次计算的平均值作为结果。

4. 样品的测定

取供试品溶液2μL，连续进样3次，记录供试品中待测组分的乙醇和内标物质正丙醇的峰面积。按下式计算：

$$C_X = f \times \frac{A_X}{A'_s / C'_s}$$

式中，A_X 为供试品溶液中无水乙醇峰面积；C_X 为供试品溶液中无水乙醇的浓度；f 为校正因子；A'_s 和 C'_s 分别为内标物质的峰面积和浓度。取三次计算的平均值作为结果。

五、思考题

1. 为什么选用气相色谱法测定藿香正气水中乙醇含量？
2. 用气相色谱仪应注意那些事项？

六、中成药处方及制法

藿香正气水
Huoxiang Zhengqi Shui

【处方】苍术 160g，陈皮 160g，厚朴（姜制）160g，白芷 240g，茯苓 240g，大腹皮 240g，生半夏 160g，甘草浸膏 20g，广藿香油 1.6mL，紫苏叶油 0.8mL。

【制法】以上十味，苍术、陈皮、厚朴（姜制）、白芷分别用 60% 乙醇作溶剂，浸渍 24 小时后进行渗漉，前三种各收集初漉液 400mL，后一种收集初漉液 500mL，备用；继续渗漉，收集续漉液，浓缩后并入初漉液中。茯苓加水煮沸后，80℃温浸两次，第一次 3 小时，第二次 2 小时，取汁；生半夏用冷水浸泡，每 8 小时换水一次，泡至透心后，另加干姜 13.5g，加水煎煮两次，第一次 3 小时，第二次 2 小时；大腹皮加水煎煮 3 小时，甘草浸膏打碎后水煮化开；合并上述提取液，滤过，滤液浓缩至适量。广藿香油、紫苏叶油用乙醇适量溶解。合并以上溶液，混匀，用乙醇与水适量调整乙醇含量，并使全量成 2050mL，静置，滤过，灌装，即得。

实验三十一　高效液相色谱法鉴别孕康口服液

一、目的要求

1. 掌握高效液相色谱法的原理及操作。
2. 掌握高效液相色谱法对中药口服液进行鉴别的步骤和方法。

二、实验原理

孕康口服液由山药、黄芪、当归、芍药等二十三味中药制成，其中芍药的主要有效成分为芍药苷，《中国药典》中采用高效液相色谱法对其进行鉴别，即供试品色谱中应呈现与对照品色谱峰保留时间相一致的色谱峰。

三、仪器与试药

1. 高效液相色谱仪（紫外检测器）、C$_{18}$色谱柱、微量注射器（20μL）、微孔滤膜（有机相）、分析天平（万分之一）。

2. 甲醇（色谱纯）、乙腈（色谱纯）、磷酸、重蒸馏水。

3. 芍药苷对照品（中国食品药品检定研究院）。

4. 孕康口服液（市售品）。

四、操作步骤

1. 色谱条件

以十八烷基硅烷键合硅胶为填充剂；以乙腈–0.1%磷酸溶液（14：86）为流动相；检测波长为230nm。理论塔板数按芍药苷峰计算应不低于2000。

2. 对照品溶液的制备

取芍药苷对照品适量，精密称定，加50%甲醇制成每1mL含20μg的溶液，即得。

3. 供试品溶液的制备

精密量取本品1mL，置50mL量瓶中，加50%甲醇溶解并稀释至刻度，摇匀，滤过，取续滤液，即得。

4. 样品的测定

分别精密吸取对照品溶液10μL与供试品溶液20μL，注入高效液相色谱仪，测定。供试品色谱中应呈现与对照品色谱峰保留时间一致的色谱峰。

五、思考题

1. 影响样品保留时间的因素有哪些？

2. 峰面积的大小与药品的定性是否有关？其反映的是什么？

六、中成药处方及制法

孕康合剂（孕康口服液）

Yunkang Heji

【处方】山药125g，续断75g，黄芪100g，当归75g，狗脊（去毛）100g，菟丝子75g，桑寄生50g，杜仲（炒）75g，补骨脂75g，党参75g，茯苓100g，白术（焦）75g，阿胶25g，地黄100g，山茱萸75g，枸杞子100g，乌梅50g，白芍75g，砂仁50g，益智50g，苎麻根75g，黄芩50g，艾叶8.3g。

【制法】以上二十三味，除阿胶外，其余山药等二十二味用温水浸泡4小时，滤过，滤液备用，药渣加水煎煮三次，第一次2小时，第二次1小时，第三次0.5小时，滤过，合并上述滤液，加入阿胶溶化后，浓缩成每1mL含生药1g的清膏；清膏加乙醇使含醇量达70%，静置，滤过，滤液回收乙醇，加入蜂蜜83g，蔗糖88g，苯甲酸钠3.0g及水适量，混匀，加氢氧化钠试液调节pH值至5~6，加水至1000mL，滤过，灌封，灭菌，即得。

实验三十二　高效液相色谱法测定牛黄解毒片中黄芩苷的含量

一、实验目的

1. 掌握高效液相色谱法的原理及方法。
2. 掌握牛黄解毒片中黄芩苷含量测定的操作及要点。

二、实验原理

牛黄解毒片由人工牛黄、雄黄、石膏、大黄、甘草、黄芩、桔梗、冰片组成。本品为素片、糖衣片或薄膜衣片，素片或包衣片除去包衣后显棕黄色；有冰片香气，味微苦、辛。

通过高效液相色谱法测定牛黄解毒片中黄芩苷的含量，以控制产品的质量。本品每片含黄芩以黄芩苷（$C_{21}H_{18}O_{11}$）计，小片不得少于 3.0mg，大片不得少于 4.5mg。

三、仪器与试药

1. 高效液相色谱仪（紫外检测器）、C_{18} 色谱柱、分析天平（万分之一）、超声波清洗器、微量注射器（10μL）、微孔滤膜（0.45μm，有机相）。
2. 甲醇（色谱纯）、乙醇、磷酸、蒸馏水、70% 乙醇。
3. 黄芩苷对照品（中国食品药品检定研究院）。
4. 牛黄解毒片（市售品）。

四、操作步骤

1. 色谱条件

用十八烷基硅烷键合硅胶为填充剂；甲醇 – 水 – 磷酸（45∶55∶0.2）为流动相；检测波长为 315nm。理论塔板数按黄芩苷峰计算应不低于 3000。

2. 对照品溶液的制备

取黄芩苷对照品适量，精密称定，加甲醇制成每 1mL 中含 30μg 的溶液，即得。

3. 供试品溶液的制备

取本品 20 片（包衣片除去包衣），精密称定，研细，取约 0.6g，精密称定，置锥形瓶中，加 70% 乙醇 30mL，超声处理（功率 250W，频率 33kHz）20 分钟，放冷，滤过，滤液置 100mL 量瓶中，用少量 70% 乙醇分次洗涤容器和残渣，洗液滤入同一量瓶中，加 70% 乙醇至刻度，摇匀。精密量取 2mL，置 10mL 量瓶中，加 70% 乙醇至刻度，摇匀，滤过，即得。

4. 测定

分别精密吸取对照品溶液 5μL 与供试品溶液 10μL，注入液相色谱仪测定，即得。

$$含量（mg/片）= \frac{m_R \times \frac{A_X}{A_R} \times D \times \overline{W}}{W}$$

式中，m_R 为对照品溶液的浓度（μg/mL），A_X 和 A_R 分别为供试品和对照品溶液的峰面积，D 为稀释倍数，$\overline{W}$ 为平均片重，W 为取样量（g）。

本品每片含黄芩以黄芩苷（$C_{21}H_{18}O_{11}$）计，小片不得少于 3.0mg，大片不得少于 4.5mg。

五、思考题

1. 高效液相色谱法对流动相的基本要求有哪些？
2. 试述高效液相色谱法的定性与定量分析方法有哪些？

六、中成药处方及制法

牛黄解毒片
Niuhuang Jiedu Pian

【处方】人工牛黄 5g，雄黄 50g，石膏 200g，大黄 200g，黄芩 150g，桔梗 100g，冰片 25g，甘草 50g。

【制法】以上八味，雄黄水飞成极细粉；大黄粉碎成细粉；人工牛黄、冰片研细；其余黄芩等四味加水煎煮两次，每次 2 小时，滤过，合并滤液，滤液浓缩成稠膏或干燥成干浸膏，加入大黄、雄黄粉末，制粒，干燥，再加入人工牛黄、冰片粉末，混匀，压制成 1000 片（大片）或 1500 片（小片），或包糖衣或薄膜衣，即得。

实验三十三　高效液相色谱法测定三黄片中大黄素和大黄酚的含量

一、目的要求

1. 掌握高效液相色谱法的原理及方法。
2. 掌握高效液相色谱仪在中药片剂定量分析中的应用。

二、实验原理

三黄片由大黄、盐酸小檗碱、黄芩浸膏制成，大黄为君药，其主要有效成分为大黄素和大黄酚等蒽醌类成分，制剂标准中利用高效液相色谱法测定三黄片中大黄素和大黄酚的含量。

三、仪器与试药

1. 高效液相色谱仪（紫外检测器）、C$_{18}$色谱柱、微孔滤膜（0.45μm，有机相）、微量注射器（10μL）、分析天平、水浴锅、分液漏斗、蒸发皿。

2. 乙醇、三氯甲烷、乙酸乙酯（分析纯）、甲醇（色谱纯）、重蒸馏水。

3. 大黄素、大黄酚对照品（中国食品药品检定研究院）。

4. 三黄片（市售品）。

四、操作步骤

1. 色谱条件与系统适用性

十八烷基硅烷反相键合硅胶柱；以甲醇–0.1%磷酸溶液（85∶15）为流动相；检测波长为254nm。理论塔板数按大黄素峰计算不低于2000。

2. 对照品溶液的制备

取大黄素对照品和大黄酚对照品适量，精密称定，加无水乙醇–乙酸乙酯（2∶1）制成每1mL含大黄素10μg、大黄酚25μg的混合溶液，即得。

3. 供试品溶液的制备

取本品20片，除去包衣，精密称定，研细（过三号筛），取约0.26g精密称定，置锥形瓶中，精密加乙醇25mL，称定重量，加热回流1小时，放冷，用乙醇补足减失的重量，摇匀，滤过，精密量取续滤液10mL，置烧瓶中，蒸干，加30%乙醇–盐酸（10∶1）溶液15mL，置水浴中加热回流1小时，立即冷却，用三氯甲烷强力振摇提取4次，每次15mL，合并三氯甲烷液，蒸干，残渣用无水乙醇–乙酸乙酯（2∶1）溶解，移至25mL量瓶中，并稀释至刻度，摇匀，滤过，取续滤液，即得。

4. 样品的测定

分别精密吸取对照品溶液和供试品溶液各10μL，注入高效液相色谱仪，测定，即得。

$$每片含量（mg）= \frac{C_R \times \frac{A_x}{A_R} \times D \times \overline{W}}{W}$$

式中，C_R为对照品溶液浓度；A_R为对照品峰面积；A_x为供试品溶液中待测物峰面积；D为供试品稀释倍数；$\overline{W}$为平均片重；W为供试品取样量。

本品每片含大黄以大黄素（$C_{15}H_{10}O_5$）和大黄酚（$C_{15}H_{10}O_4$）总量计算，不得少于1.55mg。

五、思考题

1. 影响理论塔板数的因素有哪些？

2. 实验中色谱柱一定时如何提高理论塔板数？

六、中成药处方及制法

三黄片
Sanhuang Pian

【处方】大黄 300g，盐酸小檗碱 5g，黄芩浸膏 21g。

【制法】以上三味，黄芩浸膏系取黄芩，加水煎煮三次，第一次 1.5 小时，第二次 1 小时，第三次 40 分钟，合并煎液，滤过，滤液用盐酸调节 pH 值至 1 ~ 2，静置 1 小时，取沉淀，用水洗涤使 pH 值至 5 ~ 7，烘干，粉碎成细粉。取大黄 150g，粉碎成细粉；剩余大黄粉碎成粗粉，用 30% 乙醇回流提取三次，滤过，合并滤液，回收乙醇并减压浓缩成稠膏，加入大黄细粉、盐酸小檗碱细粉、黄芩浸膏细粉及适量辅料，混匀，制成颗粒，干燥，压制成 1000 片，包糖衣或薄膜衣；或压制成 500 片，包薄膜衣，即得。

实验三十四 高效液相色谱法测定六味地黄丸中丹皮酚的含量

一、目的要求

1. 掌握高效液相色谱法的原理及使用方法 。
2. 掌握高效液相色谱仪在中药丸剂定量分析中的应用。

二、实验原理

六味地黄丸由熟地黄、酒萸肉、牡丹皮、山药、茯苓、泽泻制成，丹皮酚为牡丹皮中的主要有效成分，在 274nm 处有最大吸收，可利用高效液相色谱法测定该制剂中丹皮酚的含量。

三、仪器与试药

1. 高效液相色谱仪（紫外检测器）、C$_{18}$ 色谱柱、微孔滤膜（0.45μm，有机相）、微量注射器（10μL）、分析天平（万分之一）、超声波提取器、具塞锥形瓶、漏斗。
2. 甲醇（色谱纯）、重蒸馏水。
3. 丹皮酚对照品（中国食品药品检定研究院）。
4. 六味地黄丸（市售品）。

四、操作步骤

1. 色谱条件与系统适用性

以十八烷基硅烷键合硅胶为填充剂；以乙腈为流动相 A，以 0.3% 磷酸溶液为流动相 B，按下表进行梯度洗脱；丹皮酚检测波长为 274nm；柱温为 40℃。理论塔板数按丹皮酚峰计算均应不低于 4000。

表 2　梯度洗脱条件

时间（分钟）	流动相 A（%）	流动相 B（%）
0 ~ 5	5→8	95→92
5 ~ 20	8	92
20 ~ 35	8→20	92→80
35 ~ 45	20→60	80→40
45 ~ 55	60	40

2. 对照品溶液的制备

取丹皮酚对照品适量，精密称定，加 50% 甲醇制成每 1mL 含丹皮酚 45μg 的溶液，即得。

3. 供试品溶液的制备

取水丸，研细，取约 0.5g，或取水蜜丸，研细，取约 0.7g，精密称定，或取小蜜丸或重量差异项下的大蜜丸，剪碎，取约 1g，精密称定。置具塞锥形瓶中，精密加入 50% 甲醇 25mL，密塞，称定重量，加热回流 1 小时，放冷，再称定重量，用 50% 甲醇补足减失的重量，摇匀，滤过，取续滤液，即得。

4. 样品的测定

分别精密吸取对照品溶液与供试品溶液各 10μL，注入液相色谱仪，测定，即得。

五、思考题

1. 六味地黄丸中丹皮酚的含量测定还可用哪些方法？
2. 高效液相色谱法在中药制剂分析中有哪些应用？

六、中成药处方及制法

六味地黄丸
Liuwei Dihuang Wan

【处方】熟地黄 160g，酒萸肉 80g，牡丹皮 60g，山药 80g，茯苓 60g，泽泻 60g。

【制法】以上六味，粉碎成细粉，过筛，混匀。用乙醇泛丸，干燥，制成水丸，或每 100g 粉末加炼蜜 35 ~ 50g 与适量的水，制丸，干燥，制成水蜜丸；或加炼蜜 80 ~ 110g 制成小蜜丸或大蜜丸，即得。

实验三十五　高效液相色谱法测定葛根芩连片中葛根素的含量

一、目的要求

1. 掌握中药片剂中葛根素的测定方法。
2. 熟悉高效液相色谱法对中药制剂进行含量测定的步骤和计算方法。

二、实验原理

葛根芩连片由葛根、黄芩、黄连、炙甘草制成，葛根中的葛根素是黄酮类成分，并且是葛根中的有效成分之一，可以采用高效液相色谱法测定葛根芩连片中葛根素的含量。

三、仪器与试药

1. 高效液相色谱仪（紫外检测器）、C_{18} 色谱柱、微孔滤膜（0.45μm，有机相）、微量注射器（10μL）、分析天平（万分之一）、水浴锅、具塞锥形瓶、漏斗。
2. 甲醇（色谱纯）、0.15% 三氯乙酸溶液（色谱纯）、重蒸馏水。
3. 葛根素对照品（中国食品药品检定研究院）。
4. 葛根芩连片（市售品）。

四、操作步骤

1. 色谱条件与系统适用性

以十八烷基硅烷键合硅胶为填充剂；以甲醇为流动相 A，以 0.15% 三氯乙酸溶液为流动相 B，按下表中进行梯度洗脱；检测波长为 250nm。理论塔板数按葛根素峰计算应不低于 6000。

表 3　梯度洗脱条件

时间（分钟）	流动相 A（%）	流动相 B（%）
0 ~ 25	23 → 30	77 → 70
25 ~ 26	30 → 35	70 → 65
26 ~ 39	35 → 42	65 → 58
39 ~ 40	42 → 45	58 → 55
40 ~ 55	45	55

2. 对照品溶液的制备

取葛根素对照品适量,精密称定,加甲醇 – 水(70∶30)的混合溶液制成每1mL含 0.15mg 的溶液,即得。

3. 供试品溶液的制备

取本品 10 片,糖衣片除去糖衣,精密称定,研细,取 0.2g,精密称定,置具塞锥形瓶中,精密加入甲醇 – 水(70∶30)的混合溶液 20mL,称定重量,超声处理(功率 300W,频率 40kHz)20 分钟,放冷,再称定重量,用上述混合溶液补足减失的重量,摇匀,滤过,取续滤液,即得。

4. 样品的测定

分别精密吸取对照品溶液与供试品溶液各 10μL,注入液相色谱仪,测定,计算含量,即得。

$$含量(mg/片) = \frac{C_R \times \dfrac{A_x}{A_R} \times D \times \overline{W}}{W}$$

式中,C_R 为对照品溶液浓度,A_R 为对照品峰面积,A_x 为供试品溶液中待测物峰面积,D 为供试品稀释倍数,$\overline{W}$ 为平均片重,W 为供试品取样量。

本品每片含葛根以葛根素($C_{21}H_{20}O_9$)计,不得少于 9.6mg。

五、思考题

1. 高效液相色谱法中常用的定量方法有哪几种?
2. 外标一点法有何优缺点?什么情况下采用?

六、中成药处方及制法

葛根芩连片
Gegen Qinlian Pian

【处方】葛根 1000g,黄芩 375g,黄连 375g,炙甘草 250g。

【制法】以上四味,取葛根 225g,粉碎成细粉,剩余的葛根与炙甘草加水煎煮两次,每次 2 小时,合并煎液,滤过,滤液浓缩至适量;黄芩、黄连分别用 50% 乙醇作溶剂,浸渍 24 小时后进行渗漉,收集渗漉液,回收乙醇,与上述浓缩液合并,浓缩成稠膏,加入葛根细粉和辅料适量,混匀,干燥,制成颗粒,干燥,压制成 1000 片,或包糖衣或薄膜衣,即得。

实验三十六　百令胶囊的高效液相色谱特征图谱鉴别

一、目的要求

1. 掌握高效液相色谱法(HPLC)特征图谱的原理及操作。
2. 掌握特征图谱在中药制剂鉴别中的应用。

二、实验原理

高效液相色谱特征图谱是指样品经适当处理后，采用高效液相色谱分析手段，得到能够标示其化学特征的色谱图，并与标准特征图谱数据对比进行鉴别。

百令胶囊由发酵冬虫夏草菌粉制成，腺苷、尿苷是其主要成分之一，以腺苷、尿苷为对照，采用高效液相色谱特征图谱对其进行鉴别。

三、仪器与试药

1. 高效液相色谱仪（紫外检测器）、C_{18}色谱柱、微量注射器（10μL）、微孔滤膜（有机相）、分析天平（万分之一）。

2. 甲醇（色谱纯）、乙腈（色谱纯）、磷酸二氢钾、重蒸馏水。

3. 发酵冬虫夏草菌粉对照药材、尿苷对照品、腺苷对照品（中国食品药品检定研究院）。

4. 百令胶囊（市售品）。

四、操作步骤

1. 色谱条件

以十八烷基键合硅胶为填充剂；以乙腈为流动相 A，以 0.04mol/L 磷酸二氢钾溶液为流动相 B，按下表进行梯度洗脱；检测波长为 260nm；理论塔板数按腺苷峰计算应不低于 3000。

表 4　梯度洗脱条件

时间（分钟）	流动相 A（%）	流动相 B（%）
0 ~ 15	0	100
15 ~ 45	0 → 15	100 → 85

2. 对照品溶液的制备

取发酵冬虫夏草菌粉对照药材 0.5g，同供试品溶液的制备方法制成对照药材溶液。再取尿苷对照品，加 10% 甲醇制成每 1mL 含 5μg 的溶液；取腺苷对照品适量，精密称定，加 0.5% 磷酸溶液制成每 1mL 含 12μg 的溶液，即得。

3. 供试品溶液的制备

取装量差异项下的本品内容物，混匀，取约 0.5g，精密称定，置具塞锥形瓶中，加乙醚 20mL，密塞，浸泡 30 分钟，滤过，弃去乙醚液，取药渣，挥干，连同滤纸一并置具塞锥形瓶中，精密加入 0.5% 磷酸溶液 50mL，密塞，称定重量，超声处理（功率 250W，频率 33kHz）30 分钟，放冷，再称定重量，用 0.5% 磷酸溶液补足减失的重量，摇匀，静置，取上清液，滤过，取续滤液，即得。

4. 样品的测定

分别精密吸取上述四种溶液各 20μL，注入液相色谱仪，记录色谱图。供试品色谱图上，应呈现与发酵冬虫夏草菌粉对照药材中的六个色谱峰保留时间相同的色谱峰，并呈现与腺苷、尿苷对照品色谱峰保留时间相同的色谱峰。

五、思考题

1. 简述高效液相色谱中引起色谱峰扩展的因素，如何减少谱带扩张、调高柱效？
2. 高效液相色谱定性鉴别与薄层色谱相比有哪些优点？

六、中成药处方及制法

百令胶囊
Bailing Jiaonang

本品为发酵冬虫夏草菌粉［Cs-C-Q80 中华被毛孢 *Hirsutella sinensis* Liu，Guo，Yu-et Zeng（1989）经液体深层发酵所得菌丝体的干燥粉末］制成的胶囊。

【**制法**】取发酵冬虫夏草菌粉 200g 或 500g，分装，制成 1000 粒，即得。

实验三十七 原子吸收分光光度法测定龙牡壮骨颗粒剂中钙的含量

一、目的要求

1. 掌握中药中无机元素的分析方法。
2. 熟悉中药颗粒剂的前处理方法。
3. 了解原子吸收分光光度计的使用方法。

二、实验原理

龙牡壮骨颗粒剂是由党参、黄芪、山麦冬、醋龟板、炒白术、山药、醋南五味子、龙骨、煅牡蛎、茯苓、大枣、甘草、乳酸钙、炒鸡内金、维生素 D_2、葡萄糖酸钙制成的颗粒剂。主要含有钙、锌等营养元素。可用原子吸收分光光度法测定其含量。

三、仪器与试药

1. 原子吸收分光光度计。
2. 镧试液。
3. 碳酸钙基准物（纯度大于 99.9%）。
4. 龙牡壮骨颗粒剂（市售品）。

四、操作步骤

1. 测定条件

钙元素空心阴极灯，波长 422.7nm，灯电流 2mA，狭缝 0.2mm，燃烧器高度 11mm，空气流量 5L/min，乙炔流量 1.3L/min。

2. 对照品溶液的制备及标准曲线的绘制

取碳酸钙基准物约 60mg，置 100mL 量瓶中，加水 10mL 湿润后，用稀盐酸 5mL 溶解，加水至刻度，摇匀，精密量取 25mL，置 100mL 量瓶中，加水至刻度，摇匀，精密量取 1.0mL、1.5mL、2.0mL、2.5mL 和 3.0mL，分别置 25mL 量瓶中，各加镧试液 1mL，加水至刻度，摇匀，按上述条件测定吸收度。计算回归方程（或绘制标准曲线）。

3. 供试品溶液的制备

取装量差异项下的本品，混匀，研细，取本品粉末 0.5g 或 0.3g（无蔗糖），精密称定，置 100mL 量瓶中，加 10mL 湿润后，用稀盐酸 5mL 溶解，加水稀释至刻度，摇匀，滤过，精密量取该滤液 2mL，置 25mL 量瓶中，加镧试液 1mL，加水至刻度，摇匀，即得。

4. 测定步骤与计算结果

取供试品溶液按上述条件测定吸收度，按下式计算。根据《中国药典》（2020 年版）规定，本品每袋含钙不得少于 45.0mg。

定量实验结果计算：

$$元素（\%）= \frac{C \times V \times 50}{m} \times 100\%$$

式中，C 为样品中被测元素的浓度（从回归方程中求出或从标准曲线用内标法求出），V 为样品溶液的体积（mL），m 为取样量（g）。

五、思考题

1. 试比较干、湿法消化的优缺点。
2. 本实验定量分析中，主要的干扰因素有哪些？如何消除？

六、中成药处方及制法

龙牡壮骨颗粒
Longmu Zhuanggu Keli

【处方】党参 45g，黄芪 22.5g，山麦冬 45g，醋龟甲 13.5g，炒白术 27g，山药 54g，醋南五味子 27g，龙骨 13.5g，煅牡蛎 13.5g，茯苓 45g，大枣 22.5g，甘草 13.5g，乳酸钙 66.66g，炒鸡内金 22.5g，维生素 $D_2$12mg，葡萄糖酸钙 20.24g。

【制法】以上十六味，炒鸡内金粉碎成细粉，党参、黄芪、山麦冬、炒白术、山药、醋南五味子、茯苓、大枣、甘草加水煎煮三次，每次 2 小时，煎液滤过，滤液合并；醋龟甲、龙骨、煅牡蛎加水煎煮 4 次，每次 2 小时，滤过，滤液与党参等提取液合并，浓缩至相对密度为 1.32 ~ 1.38（20℃）的稠膏。取炒鸡内金粉、维生素 D_2、乳酸钙、葡萄糖酸钙和上述稠膏，加入蔗糖粉、香精适量，混匀，制颗粒，干燥，制成 1000g；或加入适量的糊精、枸橼酸、阿司帕坦，混匀，制颗粒，干燥，放冷，加入橙油，混匀，制成 600g，即得。

实验三十八　高效液相色谱法测定血清中茶碱浓度

一、实验目的

1. 熟悉血清样本的采集与预处理方法。
2. 掌握药物体内分析需要考察的效能指标。

二、实验原理

茶碱用于治疗支气管哮喘及其他呼吸不正常的疾病。茶碱的治疗血药浓度较窄（5 ~ 20μg/mL）时，血浓高于 25μg/mL 时常出现中毒症状。氨茶碱剂量与血药浓度及药效间存在明显的个体差异，因此需要进行临床用药监护。

茶碱不易溶于水，对胃肠道有刺激作用，故临床上常用其盐类制剂。氨茶碱系茶碱和乙二胺缩合而成，其溶解度为茶碱的 20 倍，在体内解离出茶碱起效。可使用有机溶剂将其从血清中提取出来，采用高效液相色谱法在 273nm 波长下测定其含量。

三、仪器、试药与实验动物

1. 高效液相色谱仪系统（包括紫外检测器，色谱数据处理软件）、ODS C_{18} 柱、高速离心机、涡旋混合器、电子天平（十万分之一）、微量移液器。
2. 甲醇（色谱纯）、重蒸馏水、氯仿（分析纯）、异丙醇（分析纯）、5% 葡萄糖溶液。
3. 茶碱、咖啡因（内标）对照品（中国食品药品检定研究院）。
4. 氨茶碱注射液（0.25g/2mL）（市售品）。
5. 家兔。

四、实验步骤

1. 溶液的制备

（1）茶碱标准溶液及质量控制（QC）溶液的制备　精密称取茶碱对照品 20.0mg，置 25mL 量瓶中，用乙醇溶解并稀释至刻度，得质量浓度为 800μg/mL 的茶碱对照品储备液。精密量取茶碱对照品储备液适量，用水稀释并配制成质量浓度分别为 640.0μg/mL、320.0μg/mL、160.0μg/mL、80.0μg/mL、40.0μg/mL、20.0μg/mL、10.0μg/mL 的茶碱系列标准溶液，QC 溶液浓度分别为 20.0μg/mL、80.0μg/mL、480μg/mL。

（2）咖啡因内标液的制备　精密称取咖啡因对照品 20.0mg，置 25mL 瓶中，用乙醇溶解并稀释至刻度，得质量浓度为 800.0μg/mL 的咖啡因对照品储备液。精密量取咖啡因对照品储备液 2.50mL，置 10mL 量瓶中，用水稀释至刻度，得 200.0μg/mL 咖啡因内标液。所有配制的对照液和内标液置于 4℃冰箱中储存备用。

2. 生物样品的采集

将家兔称重，采集空白对照血样，取氨茶碱注射液，5% 葡萄糖溶液稀释 2 倍，以 15mg/kg 耳缘静脉注射茶碱注射液，于拟定时间（10min、30min、1h、2h、3h、4h、5h、8h、12h）耳缘静脉取血 2mL。血样于室温静置 0.5 ~ 1h，待血液凝固后，用细竹棒或玻璃棒轻轻剥去试管壁上的血饼，于离心机中以 3000rpm/min 离心 5 ~ 10 分钟，微量移液器吸取上层淡黄色液体即为血清。

3. 血清样品预处理

取 0.2mL 血清，加入 10.0μL 咖啡因对照溶液、异丙醇 – 氯仿（10：90）溶液，漩涡振荡 1.0 分钟，以 5000rpm/min 离心 2.0 分钟，取上清液于 40℃水浴中用氮气挥干，残渣用流动相 100μL 溶解。

4. 色谱条件

色谱柱为 ODS C_{18} 柱（150mm×4.6mm，5μm）；柱温为 30℃；流动相为甲醇 – 水（25：75）；流速 1.0mL/min；检测波长 273nm；进样量为 20μL。

5. 分析方法的确证

（1）专属性 分别取 6 只家兔的空白对照血清，混匀，取 0.2mL，按"血清样品预处理"项下方法操作（不加内标），获取空白对照血清色谱图。分别将一定浓度的茶碱对照品溶液和咖啡因内标溶液加到空白对照血清中，同法操作，获取空白对照血清加茶碱与内标物色谱图。

取家兔给药后采集的血清样品 0.2mL，依同法操作，获取家兔静脉注射给药后 4 小时的血清样品色谱图。

结果应表明，血清中内源性物质不干扰茶碱和内标物的测定，且二者的峰形与分离度较好。

（2）标准曲线与线性范围 取家兔空白对照血清 0.2mL，分别加入茶碱标准系列溶液 10μL，使相应浓度分别为 0.50μg/mL、1.00μg/mL、2.00μg/mL、4.00μg/mL、8.00μg/mL、16.0μg/mL、24.0μg/mL、32.0μg/mL，按"血清样品预处理"项下的方法操作；以待测物浓度为横坐标，待测物与内标物的峰高比值为纵坐标，用加权最小二乘法进行回归运算，求得的直线回归方程即为标准曲线。本方法在 0.50 ~ 32.0μg/mL 范围内线性良好。最低定量浓度为 0.50μg/mL。

（3）精密度与准确度 取空白血清 0.2mL，按"标准曲线"项下的方法配制低、中、高 3 个浓度（分别为 1.00μg/mL、4.00μg/mL 和 24.0μg/mL）的质量控制（QC）样品，进行 6 样本分析，连续测定 3 批，并与标准曲线同时进行，计算 QC 样品的浓度。计算精密度与准确度。数据结果应符合目前生物分析方法国际规范的有关要求。

（4）提取回收率 分别取如前所述低、中、高 3 种浓度的标准系列溶液和空白对照血清，按"血清样品预处理"项下操作，以提取后的色谱峰高度与提取前的色谱峰高度之比，考察样品的提取回收率。每一浓度进行 6 个样本分析，计算 3 种浓度下样品的提取回收率。

（5）样品溶液稳定性　考察茶碱水溶液（4℃）、甲醇溶液（4℃）放置 24 小时及处理后样品溶液室温放置 8 小时的稳定性。

6. 未知浓度血清样品测定

取血清样品，按"血清样品预处理"项下操作，每个样品测定一次。制备标准曲线，并随行低、中、高 3 种浓度的 QC 样品，每个浓度双样本，QC 样品测定结果应符合目前生物分析方法国际规范的有关要求。应用此标准曲线计算未知样品浓度。

五、思考题

1. 测定血清中茶碱的浓度有什么临床意义？
2. 血浆和血清有什么区别？

六、中成药处方及制法

氨茶碱注射液
AnchajianZhusheye
AminophyllineInjection

本品为氨茶碱的灭菌水溶液。含无水茶碱（$C_7H_8N_4O_2$）应为氨茶碱标示量的 74.0% ~ 84.0%，含乙二胺（$C_2H_8N_2$）应为氨茶碱标示量的 13.0% ~ 20.0%。

设计性及综合性实验 ▷▷▷▷

实验三十九　一清颗粒质量分析

请设计本品的定性鉴别、检查及含量测定分析方案。定性鉴别要写明所用对照品或对照药材、鉴别方法，本品应建立所有药味鉴别项目；检查要写明检查内容及方法；含量测定要写明被测成分、测定方法、样品提取方法、净化方法及含量测定等考察项目。

以下为《中国药典》（2020年版）"一清颗粒"质量标准。

一清颗粒

【处方】黄连165g，大黄500g，黄芩250g。

【制法】以上三味，分别加水煎煮两次，第一次1.5小时，第二次1小时，合并煎液，滤过，滤液减压浓缩至相对密度约为1.25（70℃），喷雾干燥成干浸膏粉。将上述三种浸膏粉合并，加入适量蔗糖与糊精，研匀，制成颗粒，干燥，分装成125袋，即得。

【性状】本品为黄褐色的颗粒；味微甜、苦。

【鉴别】

1. 大黄的鉴别　取本品4g，加甲醇25mL，浸渍2小时并时时振摇，滤过，滤液蒸干，残渣加水10mL使溶解，再加盐酸1mL，加热回流30分钟，立即冷却，用三氯甲烷振摇提取2次，每次10mL，合并三氯甲烷液，浓缩至1mL，作为供试品溶液。另取大黄对照药材0.1g，同法制成对照药材溶液。再取大黄素对照品，加三氯甲烷制成每1mL含0.5mg的溶液，作为对照品溶液。按薄层色谱法试验，吸取上述三种溶液各5μL，分别点于同一硅胶G薄层板上，以石油醚（60～90℃）－甲酸乙酯－甲酸（15：5：1）的上层溶液为展开剂，展开，取出，晾干，置紫外光灯（365nm）下检视。供试品色谱中，在与对照药材色谱和对照品色谱相应的位置上，显相同颜色的荧光斑点；置氨蒸气中熏后，日光下检视，显相同的红色斑点。

2. 黄芩的鉴别　取本品4g，加甲醇25mL及盐酸1～2滴，超声处理20分钟，滤过，滤液浓缩至2mL，作为供试品溶液。另取黄芩对照药材0.5g，同法制成对照药材溶液。再取黄芩苷对照品，加甲醇制成每1mL含1mg的溶液，作为对照品溶液。按薄层色谱法试验，吸取上述三种溶液各5μL，分别点于同一以含4%醋酸钠的羧甲基纤维素钠溶液为黏合剂的硅胶 G 薄层板上，以乙酸乙酯 – 丁酮 – 甲酸 – 水（5：3：1：1）为展开剂，展开，取出，晾干，喷以 2% 三氯化铁乙醇溶液。供试品色谱中，在与对照药材色谱和对照品色谱相应的位置上，显相同颜色的斑点。

3. 黄连的鉴别　取本品 4g，加甲醇 25mL，浸渍 2 小时并时时振摇，滤过，滤液浓缩至 2mL，作为供试品溶液。另取黄连对照药材 50mg，加甲醇 5mL，加热回流 15 分钟，滤过，滤液加甲醇使成 5mL，作为对照药材溶液。再取盐酸小檗碱对照品，加甲醇制成每 1mL 含 0.5mg 的溶液，作为对照品溶液。按薄层色谱法试验，吸取上述三种溶液各 1 ~ 2μL，分别点于同一硅胶 G 薄层板上，以甲苯 – 乙酸乙酯 – 异丙醇 – 甲醇 – 浓氨试液（12：6：3：3：1）为展开剂，置预饱和的氨蒸气展开缸内展开，取出，晾干，置紫外光灯（365nm）下检视。供试品色谱中，在与对照药材色谱和对照品色谱相应的位置上，显相同的黄色荧光斑点。

【检查】应符合颗粒剂项下有关的各项规定（通则 0104）。

【含量测定】按高效液相色谱法测定。

（1）色谱条件与系统适用性试验　以十八烷基硅烷键合硅胶为填充剂；以甲醇 –0.2mol/L 磷酸二氢钠溶液（用磷酸调节 pH 值至 2.7）（42：58）为流动相；检测波长为 275nm。理论塔板数按黄芩苷峰计算应不低于 5000。

（2）对照品溶液的制备　取黄芩苷对照品约 12.5mg，精密称定，置 250mL 量瓶中，加甲醇 10mL 使溶解，加水至刻度，摇匀，即得（每 1mL 含黄芩苷 50μg）。

（3）供试品溶液的制备　取装量差异项下的本品，研细，取约 0.75g，精密称定，置 100mL 量瓶中，加甲醇 10mL，超声处理（功率 250W，频率 50kHz）10 分钟，放冷，加水稀释至刻度，摇匀，离心，取上清液，即得。

（4）校品的测定　分别精密吸取对照品溶液与供试品溶液各 10μL，注入液相色谱仪，测定，即得。

本品每袋含黄芩以黄芩苷（$C_{21}H_{18}O_{22}$）计，不得少于 21mg。

计算公式：

$$含量 = \left[C_R \times (A_X/A_R) \times D \times \overline{W} \right] / W$$

式中，C_R 为对照品溶液浓度，A_R 为对照品峰面积，A_X 为供试品溶液中待测物峰面积，D 为供试品稀释体积，W 为供试品取样量，$\overline{W}$ 为平均片重。

实验四十　六味地黄片的质量分析

一、实验目的

1. 掌握显微鉴别方法在中药片剂鉴别中的应用。
2. 掌握高效液相色谱法在中药复方制剂定量分析中的应用。

实验原理

味地黄片的处方及制法。

方】熟地黄 352g，酒萸肉 176g，牡丹皮 132g，山药 176g，泽泻 132g，茯苓

法】以上六味，牡丹皮、酒萸肉、茯苓粉碎成细粉，过筛，混匀；熟地黄、山泻，加水煎煮三次，第一、二次各 2 小时，第三次 1 小时，合并煎液，滤过，滤 成膏，与上述粉末混合，低温干燥，粉碎，加辅料适量，混匀，制成颗粒，干 压制成 1000 片，包薄膜衣，即得。制剂中仍保留原药材的显微特征，可用显微鉴 对各药味进行鉴别。

2. 牡丹皮的特征性成分为丹皮酚，以丹皮酚为对照品，用薄层色谱法鉴别制剂中丹皮。用高效液相色谱法测定丹皮酚的含量。

3. 酒萸肉的主要成分是马钱苷，具有弱酸性，以马钱苷为对照品，离子抑制色谱法测定含量，外标法定量。提取方法为回流提取，用中性氧化铝进行液 – 固萃取净化处理。

三、仪器与试药

1. 高效液相色谱仪（紫外检测器）、显微镜、回流提取器、超声波提取器、色谱柱、烘箱、干燥箱，展开缸、硅胶 G 薄层板、具塞锥形瓶、10mL 量瓶、载玻片、盖玻片、剪刀、研钵。

2. 六味地黄片。

3. 马钱苷对照品、丹皮酚对照品。

4. 硅藻土、中性三氧化铝、三氯化铁、水合氯醛、甘油、环己烷、乙酸乙酯、丙酮、甲醇、乙醇、乙腈、甲酸、盐酸。

水合氯醛试液：取水合氯醛 50g，加水 15mL 与甘油 10mL 使溶解，即得。

盐酸酸性 5% 三氯化铁乙醇：5g 三氯化铁溶于 100mL 乙醇中，加入 2mL 盐酸即得。

四、实验步骤

1. 性状

本品为薄膜衣片，除去包衣后显棕褐色；味酸。

2. 鉴别

（1）显微鉴别　取本品，置显微镜下观察，可见不规则分枝状团块无色，遇水合氯醛液溶化，菌丝无色，直径 4 ~ 6μm（茯苓）。果皮表皮细胞橙黄色，表面观类多角形，垂周壁略呈连珠增厚（酒萸肉）。

（2）牡丹皮的薄层鉴别

①供试品溶液的制备：取本品 6 片，除去包衣，研细，加硅藻土 2g，研匀，加乙

醚 40mL，加热回流 1 小时，滤过，滤液挥干，残渣加丙酮 0.5mL 使溶解，作为供试品溶液。

②对照品溶液的制备：取丹皮酚对照品，加丙酮制成每 1mL 含 1mg 的溶液，作为对照品溶液。

③样品的测定：照薄层色谱法试验，吸取上述两种溶液各 2μL，分别点于同一硅胶 G 薄层板上，以环己烷 – 乙酸乙酯（3：1）为展开剂，展开，取出，晾干。喷以盐酸酸性 5% 三氯化铁乙醇溶液，加热至斑点显色清晰。供试品色谱中，在与对照品色谱相应位置上，显相同颜色的斑点。

3. 含量测定

（1）酒萸肉主要成分马钱苷的高效液相色谱法测定

①色谱条件：以十八烷基硅烷键合硅胶为填充剂；以乙腈 – 水（15：85）为流动相；柱温为 40℃；检测波长为 236nm。理论塔板数按马钱苷峰计算应不低于 4000。

②对照品溶液的制备：取马钱苷对照品适量，精密称定，加 50% 甲醇制成每 1mL 含 40μg 的溶液，即得。

③供试品溶液的制备：取本品 10 片，除去包衣，精密称定，研细，取约 0.9g，精密称定，置具塞锥形瓶中，精密加入 50% 甲醇 50mL，密塞，称定重量，加热回流 1 小时，放冷，再称定重量，用 50% 甲醇补足减失的重量，摇匀，滤过。精密吸取续滤液 10mL，加在中性氧化铝柱（100 ~ 200 目，4g，内径为 1cm）上，用 40% 甲醇 50mL 洗脱，收集流出液及洗脱液，蒸干，残渣加 50% 甲醇适量使溶解，并转移至 10mL 量瓶中，用 50% 甲醇稀释至刻度，摇匀，滤过，取续滤液，即得。

④样品的测定：分别精密吸取对照品溶液与供试品溶液各 20μL，注入液相色谱仪，测定，即得。

本品每片含酒萸肉以马钱苷（$C_{17}H_{26}O_{10}$）计，不得少于 0.80mg。

计算公式：

$$含量 = \left[C_R \times \left(A_X/A_R \right) \times D \times \overline{W} \right] / W$$

式中，C_R 为对照品溶液浓度，A_R 为对照品峰面积，A_X 为供试品溶液中待测物峰面积，D 为供试品稀释体积，W 为供试品取样量，$\overline{W}$ 为平均片重。

（2）牡丹皮特征成分丹皮酚的高效液相色谱法测定

①色谱条件：以十八烷基硅烷键合硅胶为填充剂；以甲醇 – 水（70：30）为流动相；检测波长为 274nm。理论塔板数按丹皮酚峰计算应不低于 3500。

②对照品溶液的制备：取丹皮酚对照品适量，精密称定，加甲醇制成每 1mL 含 40μg 的溶液，即得。

③供试品溶液的制备：取本品 10 片，除去包衣，精密称定，研细，取约 0.5g，精密称定，置具塞锥形瓶中，精密加入 50% 甲醇 50mL，密塞，称定重量，超声处理（功率 250W，频率 33kHz）30 分钟，放冷，再称定重量，用 50% 甲醇补足减失的重量，摇匀，滤过，取续滤液，即得。

④样品的测定：分别精密吸取对照品溶液和供试品溶液各 10μL，注入液相色谱仪，即得。

本品每含牡丹皮以丹皮酚（$C_9H_{10}O_3$）计，不得少于 1.4mg。

计算公式：

$$含量 = [C_R \times (A_X/A_R) \times D \times \overline{W}]/W$$

式中，C_R 为对照品溶液浓度，A_R 为对照品峰面积，A_X 为供试品溶液中待测物峰面积，D 为供试品稀释体积，W 为供试品取样量，$\overline{W}$ 为平均片重。

五、思考题

1. 中药制剂薄层色谱定性鉴别采用的对照溶液有哪几种？
2. 中药制剂含量测定最常采用的方法是什么？

实验四十一　银黄颗粒的质量分析

一、实验目的

1. 掌握银黄颗粒的薄层色谱鉴别方法。
2. 掌握用紫外分光光度法测定银黄颗粒中黄芩苷和绿原酸含量的基本原理和计算方法。

二、实验原理

【处方】金银花提取物 100g，黄芩提取物 40g。

【制法】以上二味，加蔗糖 800g 与淀粉适量，粉碎成细粉，混匀，制成颗粒，60℃以下干燥，制成 1000g〔规格（1）、规格（2）〕；或加糊精与蛋白糖（或 50% ~ 60% 甜菊素乙醇溶液）适量，混匀，制成颗粒，60℃以下干燥，制成 1000g〔规格（3）〕、750g〔规格（4）〕或 500g〔规格（5）、规格（6）〕（无蔗糖），即得。

银黄颗粒由金银花提取物和黄芩提取物制成。黄芩提取物中主要成分为黄芩苷，金银花提取物中主要成分为绿原酸。因此，采用薄层色谱法对银黄颗粒进行鉴别。在紫外光谱下，黄芩苷的最大吸收波长为 278nm，绿原酸的最大吸收波长为 318nm，两者吸收光谱有部分重叠。因此，根据吸光度的加和性，可在两个波长处分别测得供试品溶液的吸光度，通过解线性方程组计算两个组分的含量。

在 278nm 和 318nm 波长处，黄芩苷和绿原酸的百分吸光系数分别为 $(E_{1cm}^{1\%})_{黄芩苷\,278nm}=631.20$，$(E_{1cm}^{1\%})_{黄芩苷\,318nm}=369.51$，$(E_{1cm}^{1\%})_{绿原酸\,278nm}=222.70$，$(E_{1cm}^{1\%})_{绿原酸\,318nm}=515.22$，单位为 100mL/（g·cm）。

三、仪器与试药

1. 紫外分光光度计、2μL 微量毛细管、聚酰胺薄膜预制板。

2. 黄芩苷对照品、绿原酸对照品（中国食品药品检定研究院）。

3. 银黄颗粒（市售品）。

四、实验步骤

1. 薄层色谱鉴别

取本品 0.2g，精密称定，加 75% 乙醇溶液 5mL，振摇使溶解作为供试品溶液。另取黄芩苷与绿原酸对照品，分别加甲醇制成每 1mL 中含黄芩苷 1mg、绿原酸 0.3mg 的溶液作为对照品溶液。照薄层色谱法试验，吸取上述三种溶液各 2μL，分别点于同一聚酰胺薄膜上，以醋酸为展开剂，展开，取出，晾干。置紫外灯（365nm）下检视。供试品色谱中，在与对照品色谱相应的位置上，显相同颜色的荧光斑点。

2. 含量测定

取本品 0.2g，精密称定，置 10mL 量瓶中，加 0.2mol/L 盐酸溶液至刻度，振摇，滤过。精密量取续滤液 0.5mL，置 10mL 量瓶中，加 0.2mol/L 盐酸溶液至刻度，摇匀。按照紫外分光光度法试验，分别在 278nm 和 318nm 的波长处测定吸光度，按下式计算，即得。

$$c_{黄芩苷}=2.121 \times A_{278}-0.9169 \times A_{318} \tag{1}$$

$$c_{绿原酸}=2.599 \times A_{318}-1.522 \times A_{278} \tag{2}$$

黄芩苷的含量：

$$W_{黄芩苷}(\text{mg/g})=\frac{\dfrac{c_{黄芩苷}}{100} \times 10 \times \dfrac{10}{0.5}}{m_{供试品}} \tag{3}$$

绿原酸的含量：

$$W_{绿原酸}(\text{mg/g})=\frac{\dfrac{c_{绿原酸}}{100} \times 10 \times \dfrac{10}{0.5}}{m_{供试品}} \tag{4}$$

式中，$c_{黄芩苷}$ 为供试品溶液中黄芩苷浓度，单位为 mg/100mL；$c_{绿原酸}$ 为供试品溶液中绿原酸浓度，单位为 mg/100mL；A_{278} 为供试品溶液在 278nm 波长处测得的吸光度；A_{318} 为供试品溶液在 318nm 波长处测得的吸光度；$m_{供试品}$ 为供试品的称样量，单位为 g。

五、思考题

1. 试推导本实验中绿原酸和黄芩苷含量的计算公式。

2. 本实验中选择 278nm 和 318nm 两个波长测定含量的依据是什么？

实验四十二　牛黄解毒片的质量标准研究

一、实验目的

1. 掌握牛黄解毒片的鉴别、检查和含量测定方法。
2. 掌握中药片剂含量测定方法学考察的各项指标、具体内容和要求。
3. 熟悉制定中药质量标准的原则、程序、主要内容和具体方法。

二、实验原理

【处方】人工牛黄 5g，雄黄 50g，石膏 200g，大黄 200g，黄芩 150g，桔梗 100g，冰片 25g，甘草 50g。

【制法】以上八味，雄黄水飞成极细粉；大黄粉碎成细粉；人工牛黄、冰片研细；其余黄芩等四味加水煎煮二次，每次 2 小时，滤过，合并滤液，滤液浓缩成稠膏或干燥成干浸膏，加入大黄、雄黄粉末，制粒，干燥，再加入人工牛黄、冰片粉末，混匀，压制成 1000 片（大片）或 1500 片（小片），或包糖衣或薄膜衣，即得。

牛黄解毒片由人工牛黄、雄黄、石膏、大黄、黄芩、桔梗、冰片和甘草八味药制成，具有清热解毒功效，主要用于火热内盛、咽喉肿痛、牙龈肿痛、口舌生疮、目赤肿痛等症。本实验利用显微鉴别法鉴别牛黄解毒片中的大黄和雄黄；利用微量升华法鉴别牛黄解毒片中的冰片；利用化学反应法，以黄酮类成分的盐酸 – 镁粉反应和蒽醌类成分的碱液显色反应，鉴别牛黄解毒片中的黄芩和大黄；并以大黄素、大黄酚、黄芩苷、胆酸作为对照品，利用薄层色谱法鉴别牛黄解毒片中的大黄、黄芩和人工牛黄；采用砷盐检查法检查牛黄解毒片中三氧化二砷的限量。

黄芩是牛黄解毒片中的主要药味，黄芩苷在 274nm 波长处有最大吸收，本实验以黄芩苷为代表，采用反相高效液相色谱法测定牛黄解毒片中黄芩苷的含量。根据实验结果，综合评价和判断牛黄解毒片质量的真伪、优劣。

三、仪器与试药

1. 高效液相色谱仪（紫外检测器、柱温箱、自动进样器或六通阀手动进样器）、C_{18} 色谱柱、分析天平（万分之一）、全 / 半自动点样仪（也可手工点样）、超声波清洗器、水浴锅、紫外分析仪、pH 计、烘箱、显微镜、微量升华装置、砷盐检查装置、硅胶 H 薄层板、硅胶 G 薄层板、喷瓶、研钵、载玻片、盖玻片、玻璃漏斗、试管、试管夹、量瓶、量筒、移液管 / 吸量管、锥形瓶、进样针（有自动进样器的不需要）、定性滤纸、定量滤纸。

2. 水合氯醛、甘油、香草醛、硫酸、三氯甲烷、乙醇、镁粉、盐酸、氢氧化钠、过氧化氢、甲醇、乙醚、石油醚（30 ~ 60℃）、甲酸乙酯、甲酸、羧甲基纤维素钠（CMC-Na）、氨水、乙酸乙酯、醋酸钠、丁酮、三氯化铁、亚硫酸氢钠。

3. 大黄对照药材、人工牛黄对照药材、大黄素对照品、大黄酚对照品、黄芩苷对照品（中国食品药品检定研究院）。

4. 牛黄解毒片（市售品）。

四、实验步骤

1. 性状

本品为素片、糖衣片或薄膜衣片，素片或包衣片除去包衣后显棕黄色；有冰片香气，味微苦、辛。

2. 鉴别

（1）取本品片芯，研成粉末，取少许，置载玻片上，滴加适量水合氯醛试液，透化后加稀甘油1滴，盖上盖玻片，用吸水纸吸干周围透出液，置显微镜下观察：草酸钙簇晶大，直径60~140μm；不规则碎块金黄色或橙黄色，有光泽。

（2）取本品1片，除去包衣，研细，进行微量升华，所得的白色升华物，加新配制的1%香草醛硫酸溶液1~2滴，液滴边缘渐显玫瑰红色。

（3）取本品2片，去包衣，研细，加三氯甲烷10mL研磨，滤过，滤液蒸干，残渣加乙醇0.5mL使溶解，作为供试品溶液。另取胆酸对照品，加乙醇制成每1mL含1mg的溶液，作为对照品溶液。照薄层色谱法试验，吸取上述两种溶液各5μL，分别点样于同一硅胶G薄层板上，以正己烷–乙酸乙酯–醋酸–甲醇（20：25：2：3）的上层溶液为展开剂，展开，取出，晾干，喷以10%硫酸乙醇溶液，在105℃烘约10分钟，置紫外灯（365nm）下检视。供试品色谱中，在与对照品色谱相应的位置上，显相同颜色的荧光斑点。

（4）取本品6片，除去包衣，研细，加乙醇10mL，超声20分钟（或回流30分钟），滤过，收集续滤液。取滤液5mL，加镁粉少量，加盐酸0.5mL，加热，即显红色；另取滤液3mL，加氢氧化钠试液，即显红色，再加30%过氧化氢溶液，红色不消失，加盐酸呈酸性时，则红色变为黄色。

（5）取本品1片，除去包衣，研细，加甲醇20mL，超声处理15分钟，滤过，取滤液10mL，蒸干，残渣加水10mL使溶解，加盐酸1mL，加热回流30分钟，放冷，用乙醚振摇提取2次，每次20mL，合并乙醚液，蒸干，残渣加三氯甲烷2mL使溶解，作为供试品溶液。另取大黄对照药材0.1g，同法制成对照药材溶液。再取大黄素、大黄酚对照品，加甲醇（或三氯甲烷，溶解性更好）制成每1mL含1mg的溶液，作为对照品溶液。照薄层色谱法试验，吸取上述三种溶液各4μL，分别点于同一以羧甲基纤维素钠为黏合剂的硅胶H薄层板上，以石油醚（30~60℃）–甲酸乙酯–甲酸（15：5：1）的上层溶液为展开剂，展开，展距8~10cm，取出，晾干，置紫外光灯（365nm）下检视，置氨蒸气中熏蒸后日光下观察。供试品色谱中，在与对照药材色谱相应的位置上，应显相同的5个橙黄色荧光主斑点；在与对照品色谱相应位置上，应显相同的橙黄色荧光斑点；置氨蒸气中熏后，斑点变为红色。

（6）取本品4片，除去包衣，研细，加乙醚30mL，超声处理15分钟，滤过，弃去乙醚，滤渣挥尽乙醚，加甲醇 30mL，超声处理 15 分钟，滤过，滤液蒸干，残渣加水 20mL，加热使溶解，滴加盐酸调节 pH 至 2～3，加乙酸乙酯 30mL 振摇提取，分取乙酸乙酯液，蒸干，残渣加甲醇 1mL 使溶解，作为供试品溶液。另取黄芩苷对照品，加甲醇制成每 1mL 含 1mg 的溶液，作为对照品溶液。照薄层色谱法试验，吸取上述两种溶液各 5μL，分别点于同一含 4% 醋酸钠的羧甲基纤维素钠溶液为黏合剂的硅胶 G 薄层板上，以乙酸乙酯 – 丁酮 – 甲酸 – 水（5:3:1:1）为展开剂，展开，取出，晾干，喷以 1% 三氯化铁乙醇溶液。供试品色谱中，在与对照品色谱相应位置上，显相同颜色的斑点。

（7）取本品 20 片，除去包衣，研细，加石油醚（30～60℃）– 乙醚（3:1）的混合溶液 30mL，加 10% 亚硫酸氢钠溶液 1 滴，摇匀，超声处理 5 分钟，滤过，弃去滤液，滤纸及滤渣置 90℃水浴上挥去溶剂，加三氯甲烷 30mL，超声处理 15 分钟，滤过，滤液置 90℃水浴上蒸至近干，放冷，残渣加三氯甲烷 – 甲醇（3:2）的混合溶液 1mL 使溶解，离心，取上清液作为供试品溶液。另取人工牛黄对照药材 20mg，加三氯甲烷 20mL，加 10% 亚硫酸氢钠溶液 1 滴，摇匀，自"超声处理 15 分钟"起，同法制成对照药材溶液。照薄层色谱法试验，吸取上述两种溶液各 2～10μL，分别点于同一硅胶 G 薄层板上，以石油醚（30～60℃）– 三氯甲烷 – 甲酸乙酯 – 甲酸（20:3:5:1）的上层溶液为展开剂，展开，取出，晾干，置日光及紫外光灯（365nm）下检视。供试品色谱中，在与对照药材色谱相应的位置上，显相同颜色的斑点及荧光斑点；加热后，斑点变为绿色。

3. 检查三氧化二砷

取本品适量，除去包衣，研细，精密称取 1.52g，加稀盐酸 20mL，时时搅拌 60 分钟，滤过，残渣用稀盐酸洗涤 2 次，每次 10mL，搅拌 10 分钟，洗液与滤液合并，置 500mL 量瓶中，加水稀释至刻度，摇匀。精密量取 5mL，置 10mL 量瓶中，加水至刻度，摇匀。精密量取 2mL，加盐酸 5mL 与水 21mL，照砷盐检查法（第一法）检查，所显砷斑颜色不得深于标准砷斑。

4. 其他（重量差异、崩解时限）

应符合片剂项下有关的各项规定（《中国药典》通则 0101）。

5. 反相高效液相色谱法测定牛黄解毒片中黄芩苷的含量

（1）供试品前处理的工艺考察

①色谱条件与色谱柱：Zorbax Eclipse XDB–C$_{18}$（4.6×150mm，5μm）（或其他 C$_{18}$ 柱）；流动相：乙腈 –0.2% 磷酸水（24:76）；检测波长：315nm；流速：1.0mL/min；柱温：25℃；进样量：10μL。此色谱条件下，黄芩苷峰与相邻峰的分离度＞1.5；理论塔板数按黄芩苷峰计算应不低于 3000。

②对照品溶液的制备：黄芩苷对照品在 60℃减压干燥 4 小时，取适量，精密称定，加甲醇制成每 1mL 含黄芩苷 1mg 的储备液，再逐级稀释成 30μg/mL 的溶液，即得。

③供试品溶液的制备：取牛黄解毒片 20 片，除去包衣，精密称定（得平均片重），研细，取 0.6g，精密称定，置锥形瓶中，加一定量乙醇超声提取（功率 250W，频率

33kHz）一定时间，放冷，滤过，滤液置100mL量瓶中，用少量乙醇分次洗涤容器和残渣，洗液滤入同一量瓶中，加乙醇至刻度，摇匀；精密量取2mL，置10mL量瓶中，加乙醇至刻度，摇匀，0.45μm微孔滤膜过滤，即得。

按下表以均匀设计法进行试验，考察乙醇含量、用量及提取时间对黄芩苷提取率的影响，确定供试品的前处理工艺。

表5 供试品前处理的工艺考察（均匀设计）

试验号	A 溶剂量 /mL	B 超声时间 /min	C 乙醇含量 /%
1	1（30）	4（20）	7（70）
2	2（35）	8（40）	5（50）
3	3（40）	3（15）	3（30）
4	4（45）	7（35）	1（10）
5	5（50）	2（10）	8（80）
6	6（55）	6（30）	6（60）
7	7（60）	1（5）	4（40）
8	8（65）	5（25）	2（20）

（2）流动相的优化

①色谱条件与色谱柱：Zorbax Eclipse XDB–C$_{18}$（4.6×150 mm，5μm）或其他C$_{18}$柱；检测波长315nm；流速1.0mL/min；柱温25℃；进样量10μL。此色谱条件下，黄芩苷与相邻峰的分离度＞1.5；理论塔板数按黄芩苷峰计算应不低于3000。

②供试品溶液的制备：取本品20片，除去包衣，精密称定，研细，取0.6g，精密称定，置锥形瓶中，加70%乙醇30mL，超声处理（功率250W，频率33kHz）20分钟，放冷，滤过，滤液至100mL量瓶中，用少量70%乙醇分次洗涤容器和残渣，洗液滤入同一量瓶中，加70%乙醇至刻度，摇匀；精密量取2mL，置10mL量瓶中，加70%乙醇至刻度，摇匀，即得。

③考察流动相：甲醇–0.1%磷酸水（50∶50）；乙腈–0.1%磷酸水（24∶76）；乙腈–0.2%磷酸水（24∶76）；乙腈–水（24∶76）。

取黄芩苷对照品溶液和供试品溶液，分别采用各流动相进样，考察上述各流动相对黄芩苷的分离度、柱效（理论塔板数）、峰形及容量因子等的影响，确定流动相的组成及配比。

（3）线性关系的考察

①色谱条件与色谱柱：Zorbax Eclipse XDB–C$_{18}$（4.6×150 mm，5 μm）或其他C$_{18}$柱；流动相乙腈–0.2%磷酸水（24∶76）；检测波长315nm；流速1.0 mL/min；柱温25℃；

进样量 10μL。此色谱条件下，黄芩苷峰与相邻峰的分离度＞1.5；理论塔板数按黄芩苷峰算酸应不低于 3000。

取 1mg/mL 黄芩苷对照品储备液，逐级稀释成 10μg/mL、20μg/mL、50μg/mL、100μg/mL、200μg/mL 的系列标准溶液。取 5 个对照品溶液，在上述色谱条件下分别进样 10μL 测定，每个浓度平行进 3 针，以黄芩苷对照品溶液的浓度或进样量（X）对峰面积（Y）进行线性回归，计算回归方程、相关系数和线性范围。

（4）精密度试验 精密吸取 50 μg/mL 黄芩苷对照品溶液 10μL，在上述色谱条件下，连续重复进样 6 次，计算黄芩苷峰面积的相对标准偏差。

（5）稳定性试验 分别精密吸取对照品溶液和供试品溶液各 10μL，在上述色谱条件下，分别于 0 小时、1 小时、2 小时、4 小时、8 小时、16 小时、24 小时、32 小时、48 小时进样测定，记录各成分的峰面积，计算峰面积的相对标准偏差。

（6）重复性试验 取同一批牛黄解毒片（批号 xxxxx）6 份，每份 0.6g，精密称定，按"供试品溶液的制备"项下方法制备供试品溶液，并在确定的最佳色谱条件下进样测定，计算 6 份牛黄解毒片中黄芩苷的平均含量和含量的相对标准偏差。

（7）加样回收试验 取已测含量的牛黄解毒片（批号 xxxxx）6 份，每份 0.3g，精密称定，分别精密加入一定量黄芩苷对照品溶液，按"供试品溶液的制备"项下方法处理，并在确定的最佳色谱条件下进样测定，计算牛黄解毒片中黄芩苷的平均回收率和回收率的相对标准偏差，评价准确度是否符合要求。

（8）样品测定 取至少 3 个批号的牛黄解毒片，每批各 2 份，每份 0.6g，精密称定，按"供试品溶液的制备"项下方法制备供试品溶液，并在确定的最佳色谱条件下进样测定，计算样品中黄芩苷的含量。

5. 高效液相色谱法测定黄芩苷的含量

照高效液相色谱法测定。

（1）色谱条件与系统适应性试验 以十八烷基硅烷键合硅胶为填充剂，以甲醇－水－磷酸（45:55:0.2）为流动相；检测波长为 315nm。理论塔板数按黄芩苷峰面积计算应不低于 3000。

（2）对照品溶液的制备 取黄芩苷对照品适量，精密称定，加甲醇制成每 1mL 含 30μg 的溶液，即得。

（3）供试品溶液的制备 取本品 20 片，除去包衣，精密称定，研细，取约 0.6g，精密称定，置锥形瓶中，加 70% 乙醇 30mL，超声处理（功率 250W，频率 33kHz）20 分钟，放冷，滤过，滤液置 100mL 量瓶中，用少量 70% 乙醇分次洗涤容器和残渣，洗液滤入同一量瓶中，加 70% 乙醇至刻度，摇匀；精密量取 2mL，置 10mL 量瓶中，加 70% 乙醇至刻度，摇匀，即得。

（4）样品测定 分别精密吸取对照品溶液 5μL 与供试品溶液 10μL，注入液相色谱仪，测定，即得。

本品每片含黄芩以黄芩苷（$C_{21}H_{18}O_{11}$）计，小片不得少于 3.0mg，大片不得少于 4.5mg。

计算公式：

$$含量 = \left[C_R \times \left(A_X / A_R \right) \times D \times \overline{W} \right] / W$$

式中，C_R 为对照品溶液浓度，A_R 为对照品峰面积，A_X 为供试品溶液中待测物峰面积，D 为供试品稀释体积，W 为供试品取样量，$\overline{W}$ 为平均片重。

五、思考题

1. 哪些中药制剂可以采用显微鉴别？
2. 鉴别（2）、（3）、（4）化学定性的原理各是什么？
3. 加样回收试验时样品取样量是多少？加入对照品的量又是多少？试说明其理由。
4. 牛黄解毒片的质量标准研究还可测定哪些成分的含量？采用什么方法？
5. 建立中药含量测定方法需进行哪些方法学考察？中药制剂与单味中药的含量测定有什么不同，需注意什么问题？
6. 研究和制定中药质量标准包括哪些内容，如何选择药味和成分？选择分析方法的依据是什么？

实验四十三　葛根芩连丸的质量标准研究

一、实验目的

1. 掌握葛根芩连丸的鉴别、检查和含量测定的方法。
2. 熟悉制定中药质量标准的原则、程序、主要内容和具体方法。
3. 了解葛根芩连丸质量分析的目的和主要内容。

二、实验原理

【处方】葛根 1000g，黄芩 375g，黄连 375g，炙甘草 250g。

【制法】以上四味，取黄芩、黄连分别用 50% 乙醇作溶剂，浸渍 24 小时后进行渗漉，收集渗漉液，回收乙醇，并适当浓缩；葛根加水先煎 30 分钟，再加入黄芩、黄连药渣及炙甘草，继续煎煮两次，每次 1.5 小时，合并煎液，滤过，滤液浓缩至适量，加入上述浓缩液，继续浓缩成稠膏，减压低温干燥，粉碎成最细粉，用乙醇为润湿剂，泛丸，制成 300g，过筛，于 60℃以下干燥，即得。

葛根芩连丸由葛根、黄芩、黄连、炙甘草四味药制成，具有解肌透表、清热解毒、利湿止泻功效，主要用于湿热蕴结所致的泄泻腹痛、便黄而黏、肛门灼热；及风热感冒所致的发热恶风、头痛身痛等症。本实验分别以葛根素、黄芩苷、盐酸小檗碱为对照品，薄层色谱法鉴别葛根芩连丸中的葛根、黄芩和黄连。葛根是葛根芩连丸的主要药味，葛根素在 250nm 波长处有最大吸收，本实验以葛根素为指标，采用反相高效液相色谱法建立并测定葛根芩连丸中葛根素的含量。根据实验结果，综合评价和判断葛根芩连丸质量的真伪、优劣。

三、仪器与试药

1. 高效液相色谱仪（配紫外检测器、柱温箱、自动进样器或六通阀手动进样器）、C_{18} 色谱柱、分析天平（万分之一）、全/半自动点样仪（也可手工点样）、超声波提取仪、水浴锅、紫外分析仪、层析缸、硅胶 H 薄层板、硅胶 G 板、pH 计、烘箱、显微镜、微量升华装置、砷盐检查装置、喷瓶、研钵、载玻片、盖玻片、玻璃漏斗、试管、试管夹、量瓶、量筒、移液管/吸量管、锥形瓶、进样针（有自动进样器的不需要）、定性滤纸、定量滤纸。

2. 水合氯醛、甘油、香草醛、硫酸、三氯甲烷、乙醇、镁粉、盐酸、氢氧化钠、过氧化氢、甲醇、乙醚、石油醚（30～60℃）、甲酸乙酯、甲酸、薄层色谱硅胶、羧甲基纤维素钠（CMC-Na）、氨水、乙酸乙酯、醋酸钠、丁酮、三氯化铁、亚硫酸氢钠，均为分析纯。

3. 大黄对照药材、人工牛黄对照药材，大黄素对照品、大黄酚对照品、黄芩苷对照品（中国食品药品检定研究院）。

4. 葛根芩连丸（市售品）。

四、实验步骤

1. 性状

本品为深棕褐色至类黑色的浓缩水丸；气微，味苦。

2. 鉴别

（1）取本品 0.5g，研细，加乙醇 40mL，加热回流 30 分钟，滤过，滤液蒸干，残渣加 0.3% 氢氧化钠溶液 15mL 使溶解，用稀盐酸调节 pH 值至 5～6，用乙酸乙酯 15mL 振摇提取，分取乙酸乙酯液，用无水硫酸钠脱水，滤过，滤液蒸干，残渣加乙酸乙酯 2mL 使溶解，滤过，滤液作为供试品溶液。另取葛根素对照品，加无水乙醇制成每 1mL 含 1mg 的溶液，作为对照品溶液。照薄层色谱法试验，吸取供试品溶液 10μL，对照品溶液 2μL，分别点于同一硅胶 G 薄层板上，以三氯甲烷–甲醇（4:1）为展开剂，展开，取出，晾干，置氨蒸气中熏 15 分钟，置紫外光灯（365nm）下检视。供试品色谱中，在与对照品色谱相应的位置上，显相同的蓝色荧光斑点。

（2）取本品 1g，研细，加硅藻土 0.5g，研匀，加甲醇 40mL，加热回流 30 分钟，滤过，滤液蒸干，残渣加水 15mL 使溶解，滤过，加稀盐酸调节 pH 值至 3.0~3.5，用乙酸乙酯振摇提取 2 次，每次 20mL，合并提取液，蒸干，残渣加无水乙醇 1mL 使溶解，作为供试品溶液。另取黄芩苷对照品，加无水乙醇制成每 1mL 含 1mg 的溶液，作为对照品溶液。照薄层色谱法试验，吸取上述两种溶液各 5~10μL，分别点于同一硅胶 G 薄层板上，以乙酸丁酯–丁酮–甲酸–水（5:3:1:1）为展开剂，展开，取出，晾干，喷以 1% 三氯化铁乙醇溶液。供试品色谱中，在与对照品色谱相应的位置上，显相同颜色的斑点。

（3）取本品 1g，研细，加甲醇 40mL，加热回流 30 分钟，放冷，滤过，滤液蒸干，残渣加无水乙醇 2mL 使溶解，作为供试品溶液。另取盐酸小檗碱对照品，加甲醇制成每 1mL 含 0.5mg 的溶液。作为对照品溶液。照薄层色谱法试验。吸取上述两种溶液各 1～2μL，分别点于同一硅胶 G 薄层板上，以甲苯－异丙醇－乙酸乙酯－甲醇－浓氨试液（12:3:6:3:1）为展开剂，置氨蒸气预饱和的展开缸内，展开，取出，晾干，置紫外光灯（365nm）下检视。供试品色谱中，在与对照品色谱相应的位置上，显相同的黄色荧光斑点。

3. 检查 应符合丸剂项下有关的各项规定。

4. 含量测定 照高效液相色谱法测定葛根素的含量。

（1）色谱条件与系统适用性试验 以十八烷基硅烷键合硅胶为填充剂；以甲醇－乙腈－水（6:8:86）为流动相；检测波长为 250nm，理论板数按葛根素峰计算应不低于 3000。

（2）对照品溶液的制备 取葛根素对照品适量，精密称定，加甲醇制成每 1mL 含 60μg 的溶液，即得。

（3）供试品溶液的制备 取装量差异项下的本品，研细，取约 0.3g，精密称定，置具塞锥形瓶中，精密加入甲醇 50mL，密塞，称定重量，加热回流 1 小时，放冷，再称定重量，用甲醇补足减失的重量，摇匀，滤过，取续滤液，即得。

（4）样品的测定 分别精密吸取对照品溶液与供试品溶液各 5μL，注入液相色谱仪，测定，即得。

本品每 1g 含葛根以葛根素计，不得少于 4.5mg。

计算公式：

$$含量 = \left[C_R \times (A_X/A_R) \times D \times \overline{W} \right] / W$$

式中，C_R 为对照品溶液浓度，A_R 为对照品峰面积，A_X 为供试品溶液中待测物峰面积，D 为供试品稀释体积，W 为供试品取样量，$\overline{W}$ 为平均片重。

五、思考题

1. 薄层色谱在鉴别（1）、（2）、（3）中鉴别的各是什么？

2. 葛根芩连片与葛根芩连丸的质量标准有哪些不同，为什么？

3. 建立中药含量测定方法需进行哪些方法学考察？中药制剂与单味中药的含量测定有什么不同，需注意什么问题？

4. 葛根芩连丸的质量标准研究还可测定哪些成分的含量？采用什么方法？

5. 研究和制定中药质量标准包括哪些内容，如何选择药味和成分？选择分析方法的依据是什么？

实验四十四　保肝胶囊含量测定方法设计

一、实验目的

1. 掌握中药制剂含量测定的设计方法。

2. 熟悉中药分析方法的条件优化、方法验证的效能指标。

二、实验原理

中药制剂的含量测定对于中药制剂的生产、研究，优化生产工艺，控制药品质量起着不可替代的重要作用。中药制剂的含量测定能反映中药制剂中有效成分、毒性成分或指标性成分等的含量高低，可以衡量其制剂工艺的稳定性和原料药的质量优劣，从而保证中药制剂的质量。

中药制剂在确定含量测定成分的药味时，要以中医药理论为指导，首选处方中的主药、贵重药、毒剧药制定含量测定项目，以保证临床用药的安全性和有效性。中药制剂处方中有君、臣、佐、使之分，首选其君药建立含量测定项目。应对制剂中贵重药物进行含量测定，应对制剂中有大毒的药味实行定量分析。

三、实验内容

1. 处方

茵陈 300g，五味子 200g，板蓝根 200g，柴胡 200g。

2. 制法

以上四味，加水煎煮三次，合并煎液，滤过，滤液浓缩至适量，趁热加入 3 倍量乙醇，搅拌均匀，静置，滤过，滤液减压回收乙醇，并浓缩至适量，加适量的淀粉制成颗粒，装入胶囊即得。

3. 要求

设计含量测定方法并进行方法学验证。

四、实验要求

1. 查阅文献，在充分了解处方特点和方解后，结合所学知识，写出实验方案设计稿（包括实验标题、实验目的、实验原理、实验步骤、计算公式、注意事项、参考文献等）。

2. 结合自己的实验设计方案，考虑实验室条件和实验课时数，列出所需要的实验仪器和试剂，选择合适的实验方法。并写出实验操作方法、理论依据和反应原理。

3. 进行实验的准备，如购买对照品、配制试剂等。

4. 对已经设计好的方法进行实验，并制定含量测定方法进行方法学验证，根据测定值制订合理限度范围。

5. 实验结束后，写出实验报告（包括实验原始数据、实验结果与结论、实验设计方案的评价等），整理实验原始资料。

6. 学生进行总结讨论。

五、中药含量测定设计性实验示例

（一）通络活血胶囊处方及制法

由夏天无、川芎、三七、槐花、冰片组成，其制法为以上五味，冰片研细，三七粉碎成细粉，夏天无等其余药物加水煎煮三次，合并煎液，滤过，滤液减压浓缩成相对密度为 1.17 ~ 1.19（80℃）的清膏。加入三七细粉，干燥，用 35 目筛制成颗粒，加入冰片细粉，混匀，装入胶囊即得。

（二）含量测定方法设计

本处方中夏天无是方中君药。故选择测定夏天无药材，夏天无主要成分为原阿片碱。故采用高效液相色谱法测定原阿片碱的含量，查阅有关文献，对测定方法进行含量测定试验设计，方法学考察证明其操作简便，重复性好，结果准确。

1. 仪器、药品与试剂

Waters 高效液相色谱仪系列，1525 二元梯度泵，2487 紫外检测器，Breeze 色谱管理系统，Diamonsil C$_{18}$ 色谱柱。乙腈、三乙胺醋酸溶液为色谱纯，水为超纯水，其他试剂均为分析纯。原阿片碱对照品由中国食品药品检定研究院提供（供含量测定用），在选定色谱分析条件后，按归一化法计算含量在 98% 以上。

2. 色谱条件与系统适用性试验

Diamonsil C$_{18}$ 色谱柱（250mm×4.6mm，5μm），柱温 35℃。流动相乙腈－三乙胺醋酸溶液（每 1000mL 水中加入冰醋酸 30mL，三乙胺 8mL）（20∶80），检测波长 289nm，流速 1.0mL/min。理论塔板数按原阿片碱峰计算应不得低于 3000。

3. 检测波长的确定

取夏天无对照品适量，用流动相制成适当的浓度，以流动相为空白对照，在 400 ~ 200nm 波长范围内进行光谱扫描，结果在 289.0nm 波长处有最大吸收，故确定检测波长为 289nm。按条件测定，比较供试品溶液色谱及原阿片碱对照品色谱，结果高效液相色谱图中，供试品与对照品相应位置有相应的色谱峰，且阴性样品无干扰。（图5~8）

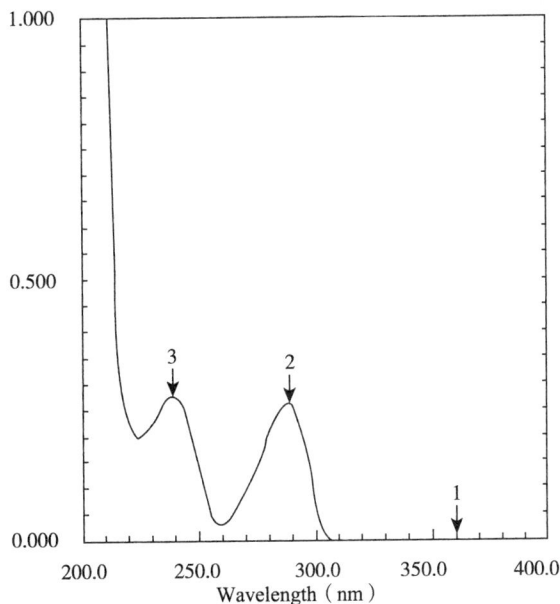

图 5　原阿片碱对照品色谱图

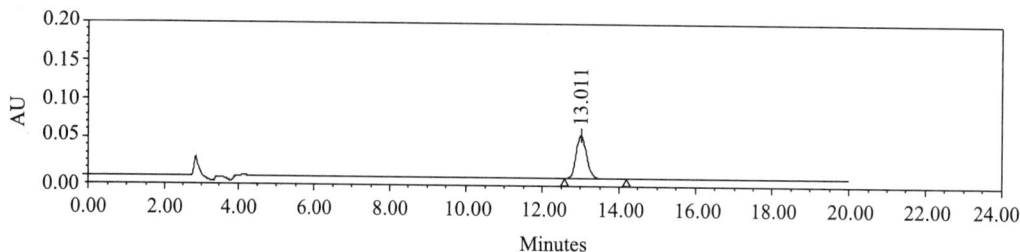

图 6　原阿片碱对照品高效液相（HPLC）色谱图

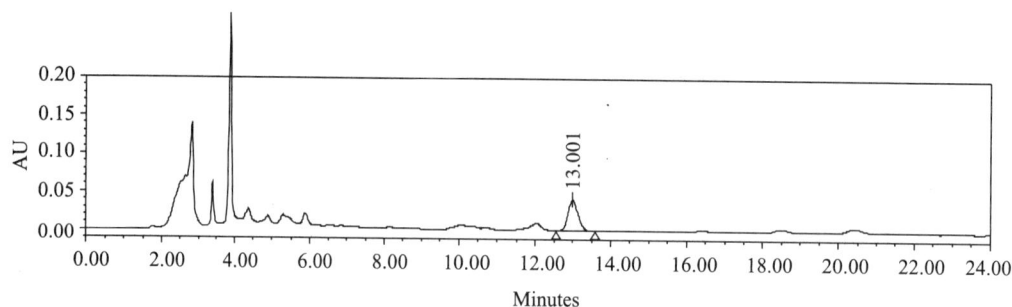

图 7　夏天无胶囊高效液相（HPLC）色谱图

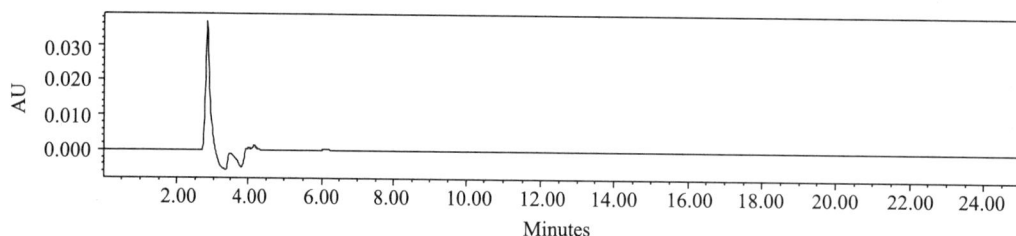

图 8　去夏天无阴性样品高效液相（HPLC）色谱图

4. 线性关系考察

称取原阿片碱对照品 21.62mg 置 100mL 量瓶中，加 1% 盐酸 10mL 使溶解，加 50% 甲醇稀释至刻度，摇匀，作为对照品溶液。吸取上述对照品溶液 1.0mL、3.0mL、5.0mL、10.0mL、20.0mL，分别置 25mL 量瓶中，加 50% 甲醇稀释至刻度，摇匀，分别精密吸取 20μL 注入液相色谱仪分析。以进样量（μg）为横坐标，峰面积为纵坐标，绘制标准曲线并进行回归分析。（图 9）

结果表明：原阿片碱在 0.17296 ~ 3.45920μg 范围内，呈良好的线性关系。

5. 精密度试验

精密量取原阿片碱对照品溶液（0.04324mg/mL）20μL，按正文中液相色谱条件，进样测定 5 次，结果原阿片碱峰面积积分值的相对偏差为 0.4%，表明仪器精密度良好。

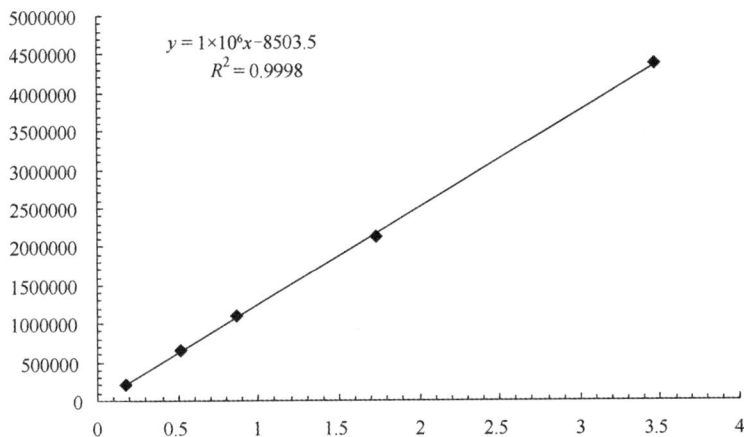

$y = 1 \times 10^6 x - 8503.5$
$R^2 = 0.9998$

图 9　原阿片碱对照品标准曲线

6. 供试品提取方法的考察

（1）采用不同溶剂回流提取的比较　取本品内容物（批号 1），研细，取 0.5g，精密称定，分别精密加入不同溶剂各 50mL，称定重量，采用加热回流提取 1 小时，放冷，用不同溶剂分别补足减失重量，摇匀，各精密量取 5mL 至 10mL 量瓶中，加水稀释刻度，摇匀，滤过，注入高效液相色谱仪，测定，结果见表 6。

表 6　采用不同溶剂回流提取的比较

溶剂	峰面积（g）
用氨水饱和的氯仿提取，蒸干，用甲醇溶解	667236.1
甲醇	2471883.0
50% 甲醇	2708391.0
甲醇 – 盐酸（100:1）	2690799.6

结果表明，采用 50% 甲醇为溶剂，加热回流提取方法优于其他溶剂。

（2）回流提取时间的考察　取本品内容物（批号 1），研细，取 0.3g，精密称定，照含量测定所述方法，分别回流提取 15、30、45、60、90 分钟，所得样品分别注入高效液相色谱仪测定，结果见表 7。

表 7　回流提取时间的比较试验

回流提取时间（分钟）	取样量（g）	峰面积（g）
15	0.3095	2570189.0
30	0.2910	2532219.9
45	0.2975	2527238.7
60	0.3074	2613526.4

回流提取时间（分钟）	取样量（g）	峰面积（g）
90	0.3060	2583359.5

结果表明：采用 50% 甲醇为提取溶剂，加热回流提取 1 小时，即可将原阿片碱提取完全。

7. 稳定性试验

取本品（批号 1），按含量测定项下的方法制备和测定，记录供试品溶液中原阿片碱于 0、2、4、6、8、10 小时内峰面积，结果见表 8。

表 8　供试品溶液稳定性试验

峰面积值	平均峰面积值	相对标准偏差（%）
0	767370	
2	763254	
4	742455	
6	775871	1.5
8	755515	
10	766291	

结果表明：本品供试品溶液在 0 ~ 10 小时内，基本稳定。

8. 重复性试验

取本品（批号 1），一式 5 份，按含量测定项下方法制备与测定，结果见表 9，原阿片碱平均含量为 5.3490mg/g，相对标准偏差（RSD）=1.9%。

表 9　重复性试验结果

样品量（g）	原阿片碱含量（mg/g）	平均含量（mg/g）	RSD（%）
0.2981	5.2993		
0.2990	5.4251		
0.3026	5.4918	5.3490	1.9
0.2984	5.2785		
0.2938	5.2503		

9. 加样回收率试验

取本品（批号 1，含量 5.3490mg/g）6 份，每份约 0.15g，精密称定，各精密加入原阿片碱对照品溶液（0.017296mg/mL）50mL，照含量测定项下的方法制备和测定，结果见表10。

表10　回收率试验结果

取样量 （g）	样品中原阿片碱量 （mg）	原阿片碱加入量 （mg）	原阿片碱回收率测得量 （mg）	平均回收率 （%）	RSD （%）
0.1577	0.8435	0.8648	1.7201	101.36	
0.1581	0.8457	0.8648	1.7435	103.82	
0.1526	0.8163	0.8648	1.6851	100.46	101.55
0.1551	0.8296	0.8648	1.7094	101.73	
0.1516	0.8109	0.8648	1.6790	100.38	

10. 样品测定

取本品10批，按含量测定项下方法制备和测定，测定结果见表11。

表11　原阿片碱含量测定结果

批号	原阿片碱含量测定结果（mg/粒）
20031228	1.76
20040103	1.68
20040105	1.71
20040107	1.66
20040219	1.55
20040221	1.41
20040223	1.27
20040704	1.31
20040706	1.38
20040708	1.45

根据测定结果，拟定本品每粒含原阿片碱不得少于1.2mg。